ÉCOLE NORMALE DE GYMNASTIQUE

ET D'ESCRIME

ATLAS

D'ANATOMIE ET DE PHYSIOLOGIE

ÉLÉMENTAIRES

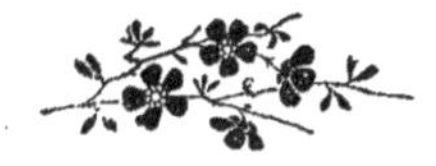

Médecin-Major de 2e classe : SAVORNIN.

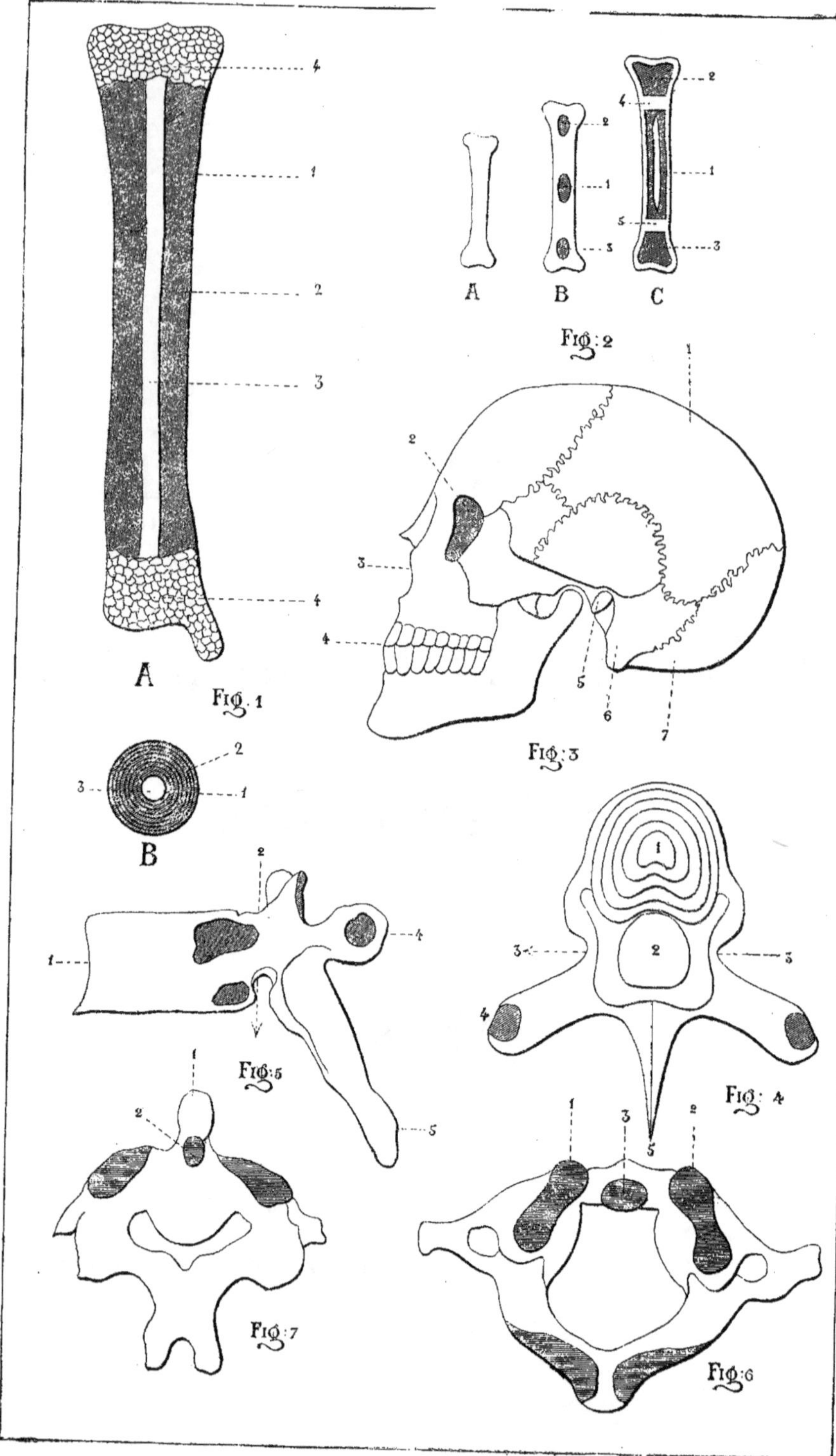

A
Fig. 1
B
A
B
C
Fig: 2
Fig: 3
Fig: 4
Fig: 5
Fig: 6
Fig: 7

Fig. 1. Aspect intérieur de l'os long.

A, Section longitudinale : 1, Périoste. 2, Tissu dur. 3, Moelle. 4, Extrémités (tissu spongieux).
B, Section transversale : 1, Périoste. 2, Tissu dur. 3, Canal de la moelle.

Fig. 2. Ossification du squelette.

A, Os cartilagineux. B, Apparition des points d'ossification, 1, 2, 3. C, Degré d'infiltration calcaire à la naissance : 1, Os central avec cavité rudimentaire 2, 3, Os des extrémités. 4, 5, Cartillages de conjugaison.

Fig. 3. Squelette de la tête.

1, Crâne. 2, Cavité de l'œil. 3, Cavité du nez. 4, Cavité de la bouche. 5, Conduit auditif externe. 6, Apophyse mastoïde du temporal. 7, Occipital.

Fig. 4. Vertèbre vue à plat. *Fig.* 5. Vertèbre vue de côté.

1, Corps. 2, Trou vertébral. 3, 3, Arc vertébral. 4, 4, Apophyses transverses. 5, Apophyse épineuse.

Fig. 6. Deuxième vertèbre ou axis.

1, 2, Surfaces articulaires avec la base du crâne. 3, Surface articulaire avec l'axis.

Fig. 7. Première vertèbre ou atlas.

1, Dent. 2, Surface articulaire avec l'atlas.

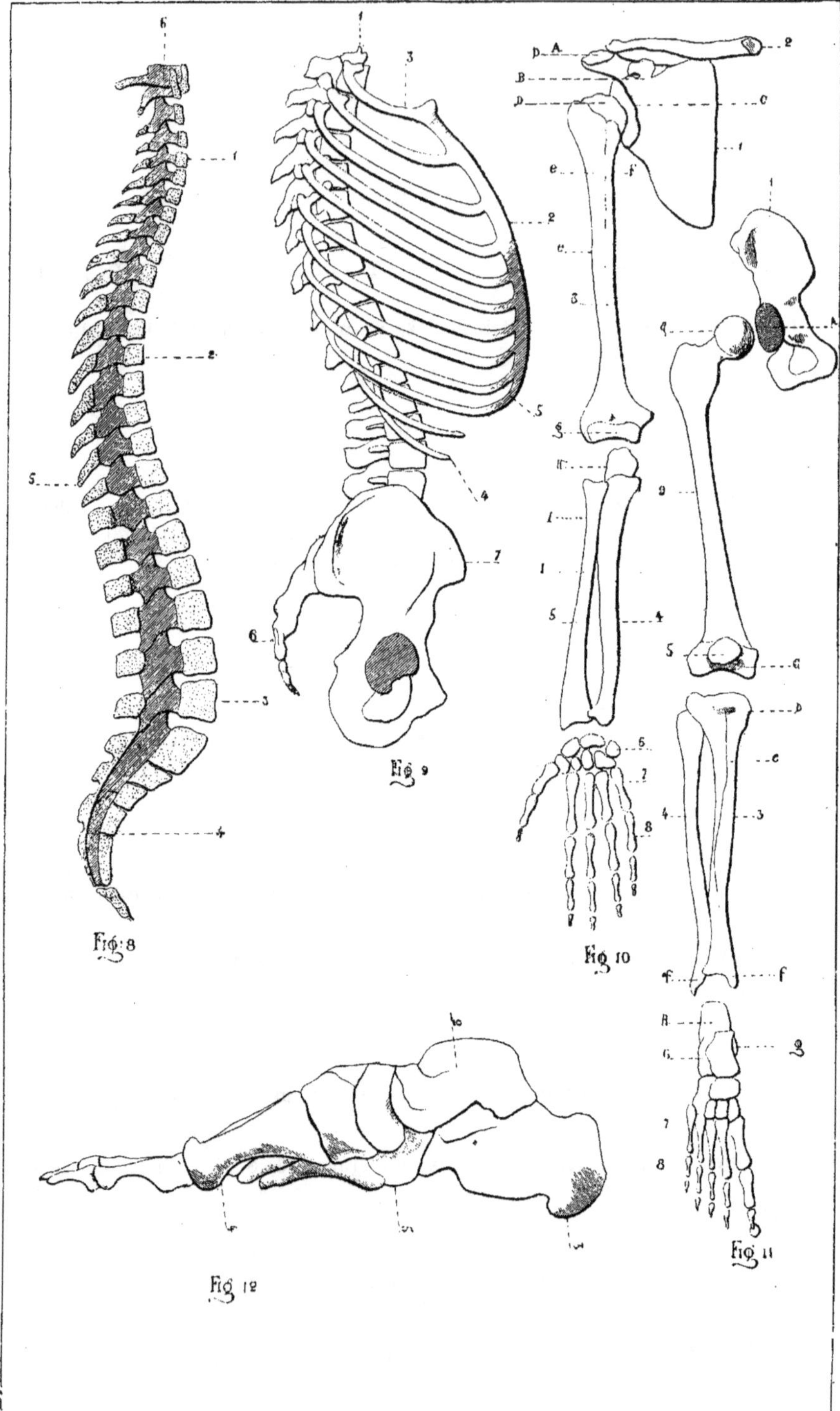

Fig: 8
Fig 9
Fig 10
Fig 11
Fig 12

Fig. 8. Section longitunale de la colonne vertébrale.

1, Courbure du cou. 2, Courbure du dos. 3, Courbures des lombes. 4, Courbure du sacrum. 5, Épine dorsale. 6, Canal vertébral.

Fig. 9. Squelette du tronc et du thorax, moitié droite.

1, Colonne vertébrale. 2, Sternum. 3, 4, Côtes. 5, Cartilage costal. 6, Sacrum 7, Os iliaque.

Fig. 10. Squelette du membre supérieur.

1, Omoplate. 2, Clavicule. 3, Humérus. 4, Cubitus. 5, Radius. 6, Carpe ou Poignet. 7, Métacarpiens. 8, Phalanges. *a*, Acromion. *b*, Apophyse coracoïde. *c*, Cavité articulaire de l'omoplate. *d*, Tête de l'humérus. *e*, Empreinte deltoïdienne. *f*, Gouttière du biceps. *g*, Poulie de l'humérus. *h*, Olécrâne. *i*, tubérosité du biceps.

Fig. 11. Squelette du membre inférieur.

1, Os iliaque. 2, Fémur. 3, Tibia. 4, Péroné. 5, Rotule. 6, Tarse. 7, Métatarsiens. 8, Phalange. *a*, Cavité articulaire. *b*, Tête du fémur. *c*, Poulie du fémur. *d*, Tubérosité pour le triceps. *e*, Crête du tibia. *ff*, Malléoles. *g*, Astragale. *h*, Calcanéum.

Fig. 12. Squelette du pied, vu du côté interne.

1, Calcanéum. 2, Astragale. 3, Point d'appui postérieur. 4, Point d'appui antérieur. 5. Voûte du pied.

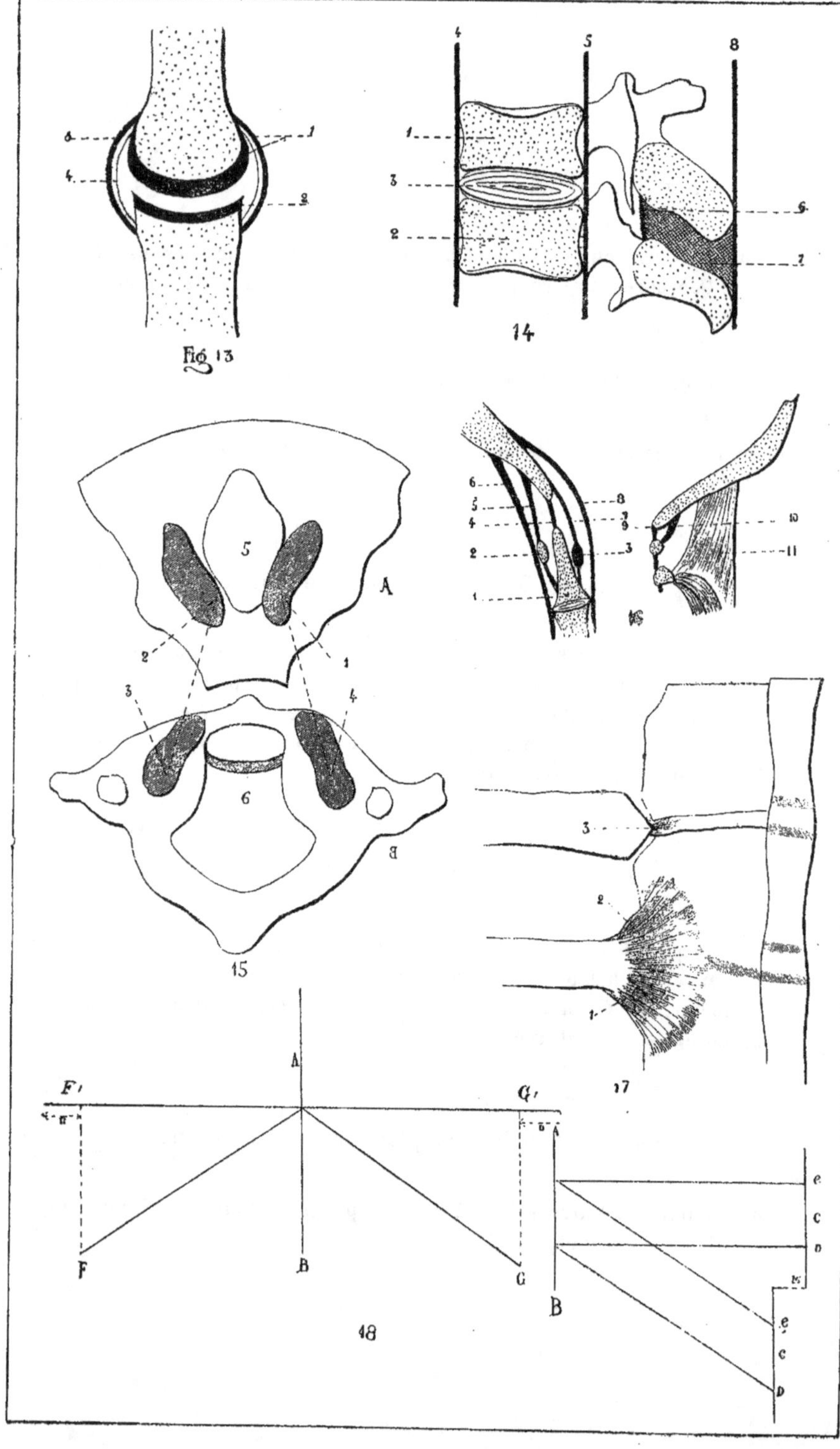

Fig 13
14
15
A
B
17
18

Fig. 13. Parties constituantes d'une articulation.

1, 2, Surfaces articulaires. 3, Capsules et ligaments extra-articulaires. 4, Synoviale.

Fig. 14. Articulation de deux vertèbres entre elles.

1, 2, Corps des vertèbres. 3, Disque intervertébral. 4, 5, Ligaments unissant les corps vertébraux. 6, Ligament placé entre deux arcs. 7, 8, Ligament unissant les apophyses épineuses.

Fig. 15. Articulation entre la tête et l'atlas.

A, Base de la tête. B, Atlas. 1, 2, Surfaces articulaires convexes. 3, 4, Surfaces articulaires concaves. 5, Loge pour la dent de l'axis. 6, Ligament maintenant cette dent.

Fig. 16. Articulation en pivot entre l'atlas et l'axis.

1, Dent de l'axis. 2, Coupe de l'atlas. 3, Coupe de ligament enserrant la dent en arrière. 4 à 11, Ligaments rattachant l'atlas et l'axis à la base de la tête.

Fig. 17. Articulation de la colonne vertébrale avec les côtes.

1, 2, Ligaments extra-articulaires. 3, Ligament intra-articulaire.

Fig. 18. Agrandissement des diamètres antéro-postérieur et transverse du thorax pendant le soulèvement des côtes.

A, B, Colonne vertébrale. C, Sternum et D. F, deux côtes au repos. c, d, e, les mêmes après soulèvement. M. augmentation du diamètre antéro-postérieur. F, G, deux côtes au repos. f, g, les mêmes après soulèvement. n, n, augmentation du diamètre transverse.

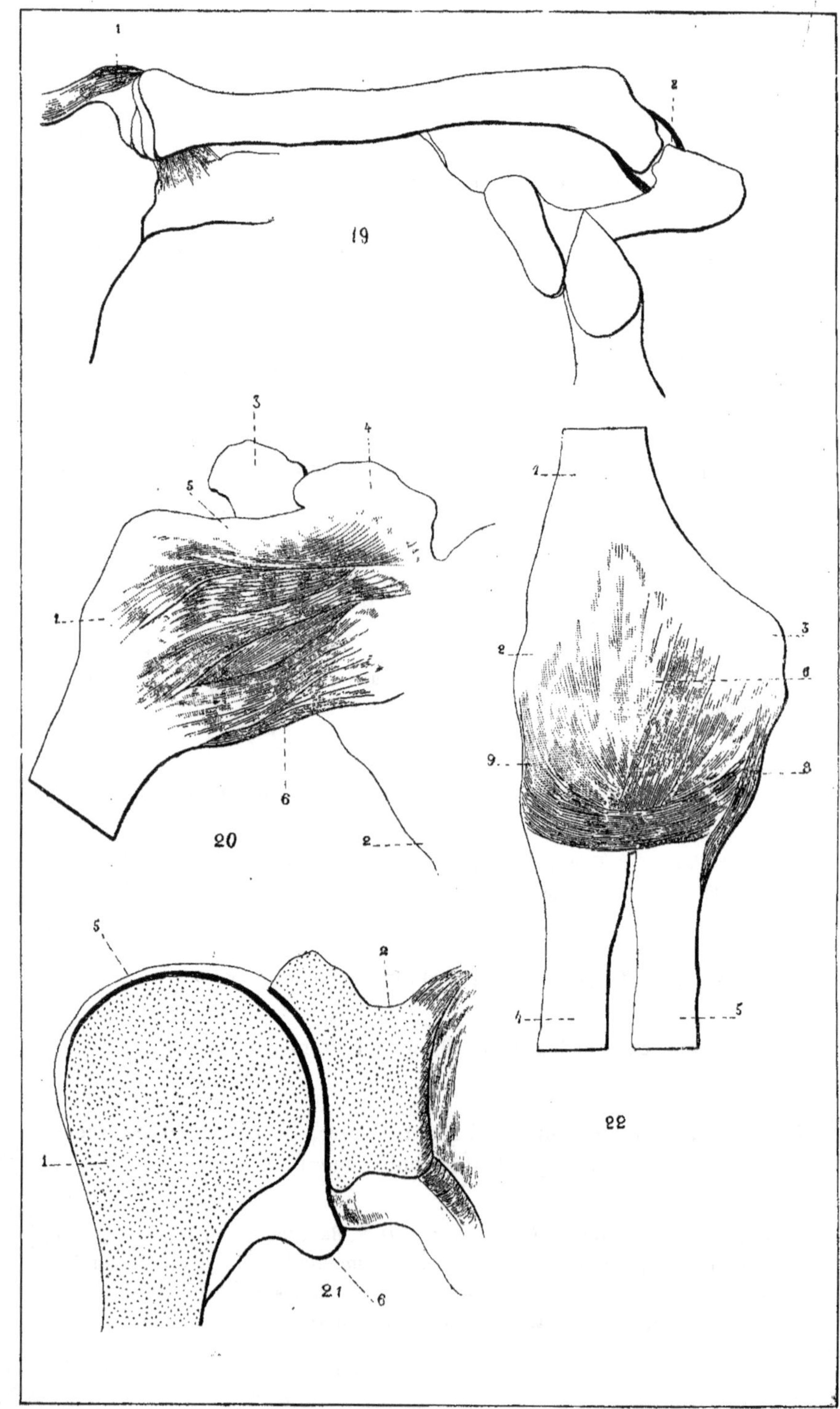
1
2
19
3
4
5
1
6
20
2
1
2
3
6
9
8
4
5
22
5
2
1
21
6

Fig. 19. Articulations des os de l'épaule.

1, Articulation de l'extrémité interne de la clavicule avec le sternum. 2, Articulation de son extrémité externe avec l'acromion.

Fig. 20. Articulation de l'épaule.

Fig. 21. Section transversale de l'articulation.

1, Tête de l'humérus. 2, Omoplate. 3, Acromion. 4, Apophyse coracoïde 5, 6, Capsule articulaire.

Fig. 22. Articulation du coude.

1, Humérus. 2, 3, Saillies osseuses latérales. 4, Radius. 5, Cubitus. 6, Capsule. 8, 9, Ligaments latéraux.

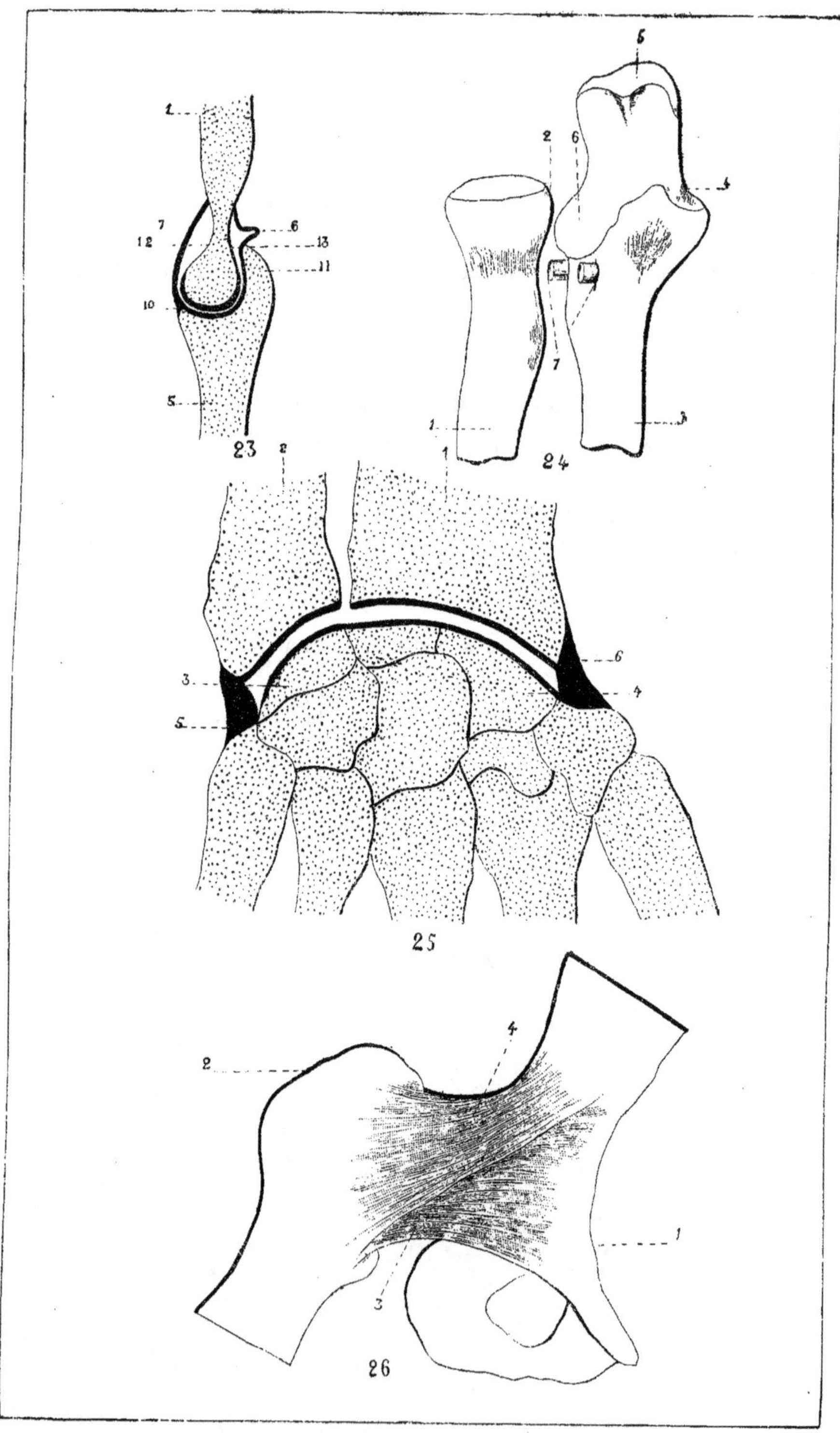
1
7
12
6
13
11
10
5
23
5
2
6
4
7
1
3
24
2
1
6
3
4
5
25
4
2
1
3
26

Fig. 23. Section antéro-postérieure du coude.

1, Humérus. 5, Cubitus. 6, 7, Capsule. 10, Apophyse coronoïde. 11, Olécrâne. 12, 13, Fossette correspondantes de l'humérus.

Fig. 24. Articulation supérieure des os de l'avant-bras

1, Radius. 2, Rebord articulaire. 3, Cubitus. 4, Apophyse coronoïde. 5, Olécrâne. 6, Cavité articulaire pour le radius. 7, Insertions du ligament formant anneau autour du radius.

Fig. 25. Articulation du poignet.

1, Radius. 2, Cubitus. 3, 4, Os du carpe formant la surface articulaire convexe. 5, 6, Ligaments latéraux.

Fig. 26. Articulation de la hanche.

1, Os iliaque. 2, Tête du fémur. 3, 4, Capsule et ligaments extra-articulaires.

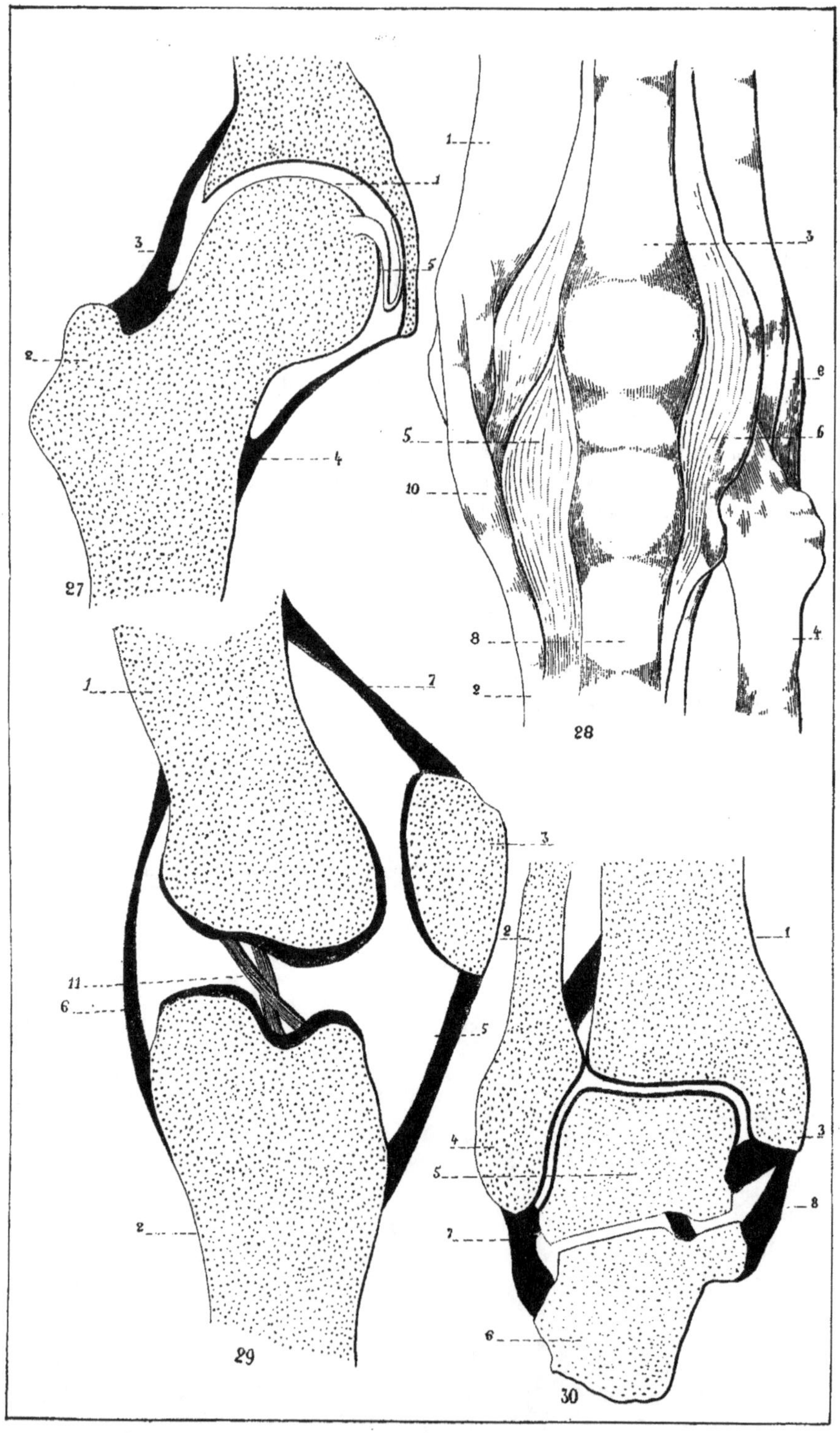

27

28

29

30

Fig. 27. Section transversale de l'articulation de la hanche.

1, Cavité articulaire. 2, Fémur. 3, 4, Ligaments extra-articulaires. 5, Ligament rond.

Fig. 28. Articulation du genou.
Fig. 29. Section de l'articulation.

1, Fémur. 2, Tibia. 3, Rotule. 4, Péroné. 5, 6, 7, Capsule. 8, Ligament rotulien. 9, 10, Ligaments latéraux. 11, Ligaments croisés.

Fig. 30. Section verticale de l'articulation du cou-de-pied.

1, Tibia. 2, Péroné. 3, 4, Malléoles. 5, Astragale. 6, Calcanéum. 7, 8, Ligaments latéraux.

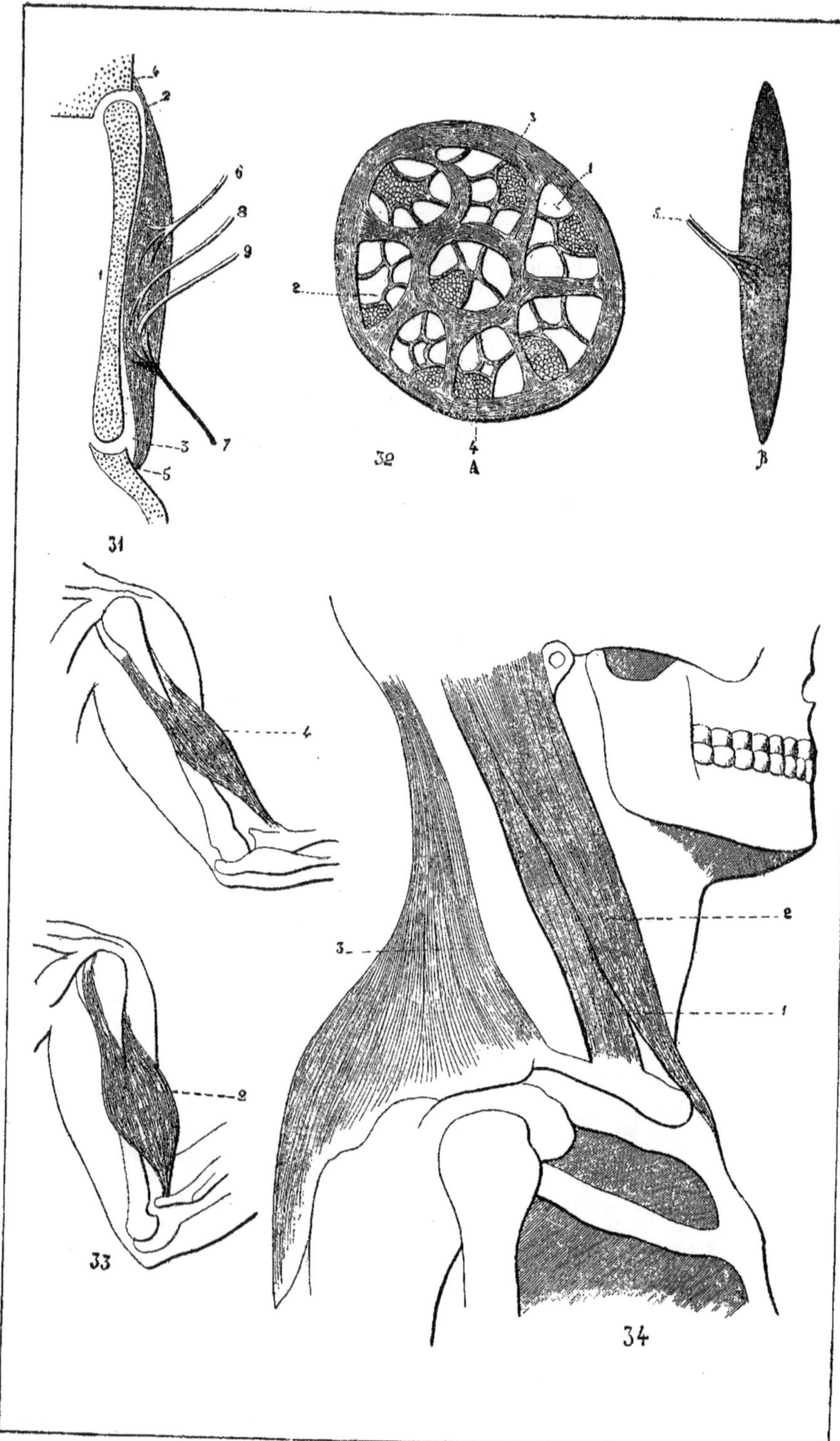

6
2
6
8
9
1
3
7
5
31
3
1
2
4
32
A
5
B
4
2
1
3
2
33
34

Fig. 31. Parties composantes du muscle.

1, Partie charnue. 2, 3, Tendons. 4, 5, Points d'insertions. 6, 7, Vaisseaux. 8, 9, Nerfs sensitif et moteur.

Fig. 32. Structure du muscle.

A, section transversale du muscle : 1, 2, Loges pour faisceaux musculaires. 3, 4, Faisceaux de fibres musculaires.
B, Fibre musculaire : 5, Filet nerveux moteur.

Fig. 33. Modification du muscle pendant la contraction.

1, Muscle relâché. 2. Muscle contracté.

Fig. 34. Muscles moteurs de la tête.

1, 2, Sterno-cléïdo-mastoïdien. 3, Trapèze.

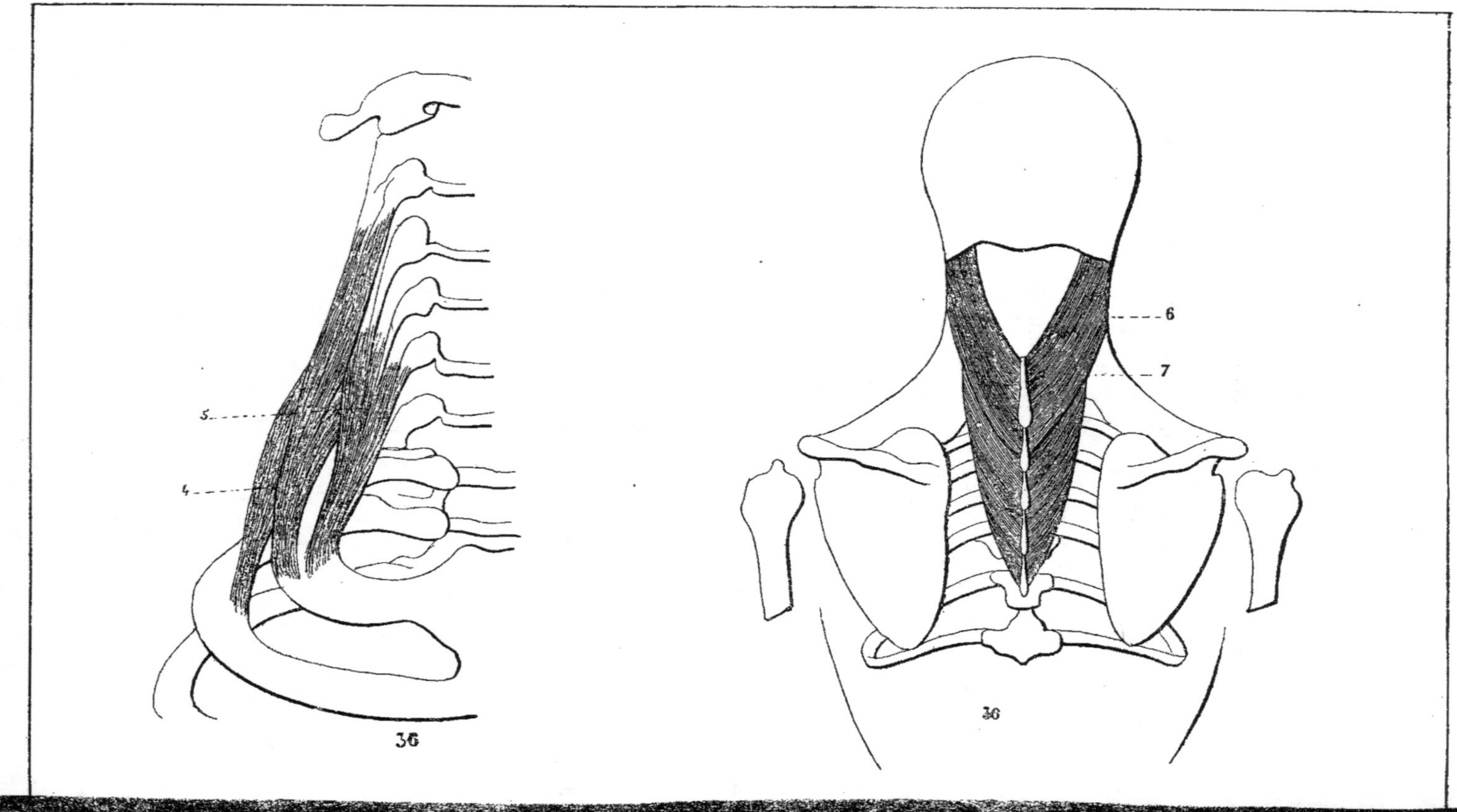

5
4
36
6
7
36

Fig. 36, 36 *bis*. Muscles moteurs de la tête.

4, Scalène antérieur. 5, Scalène postérieur. 6, 7, Muscles de la nuque.

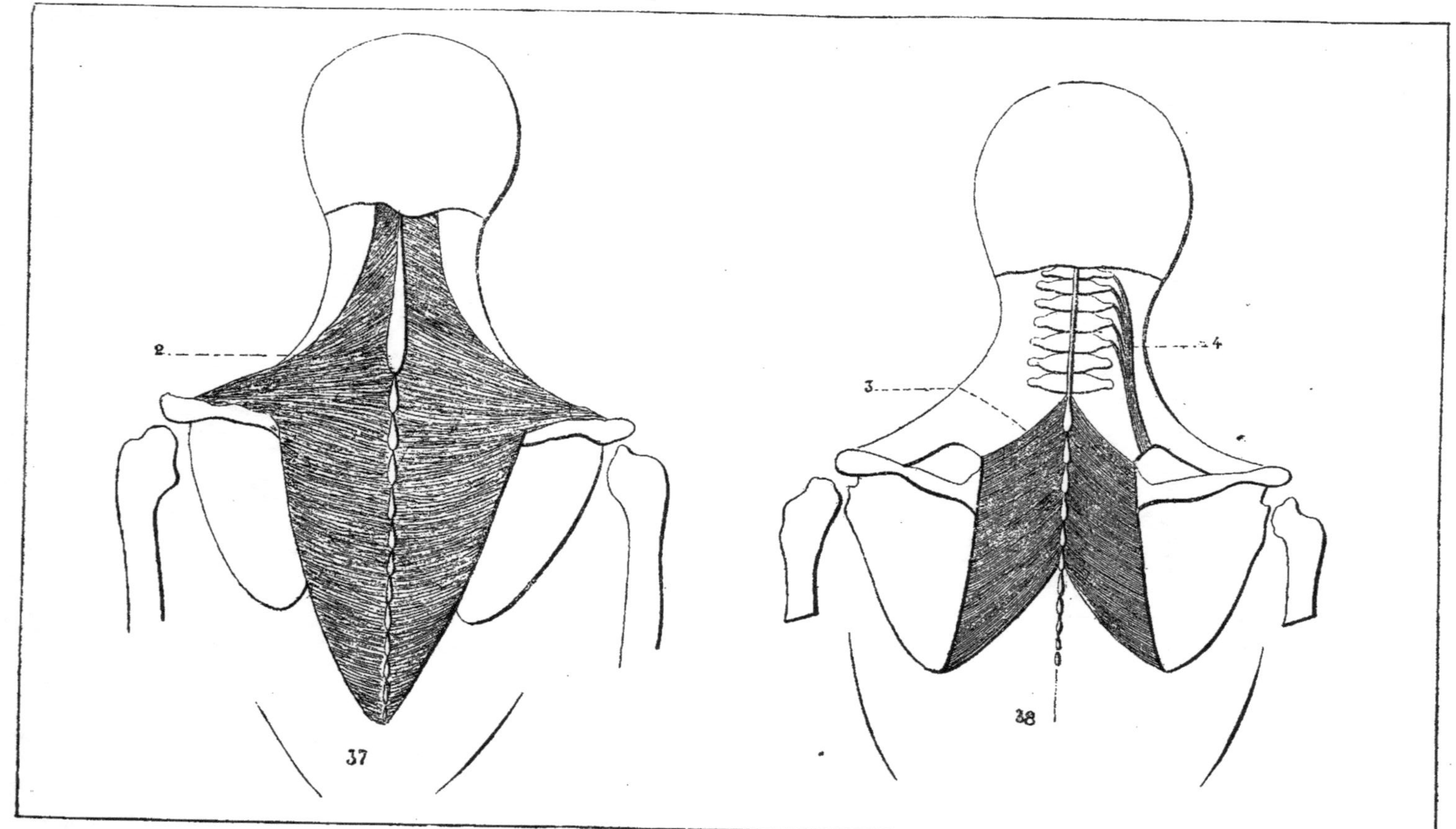

2
37
3
4
38

Fig. 37, 38. Muscles moteurs de l'omoplate.

1, 2, Trapèze. 3, Rhomboïde. 4, Angulaire.

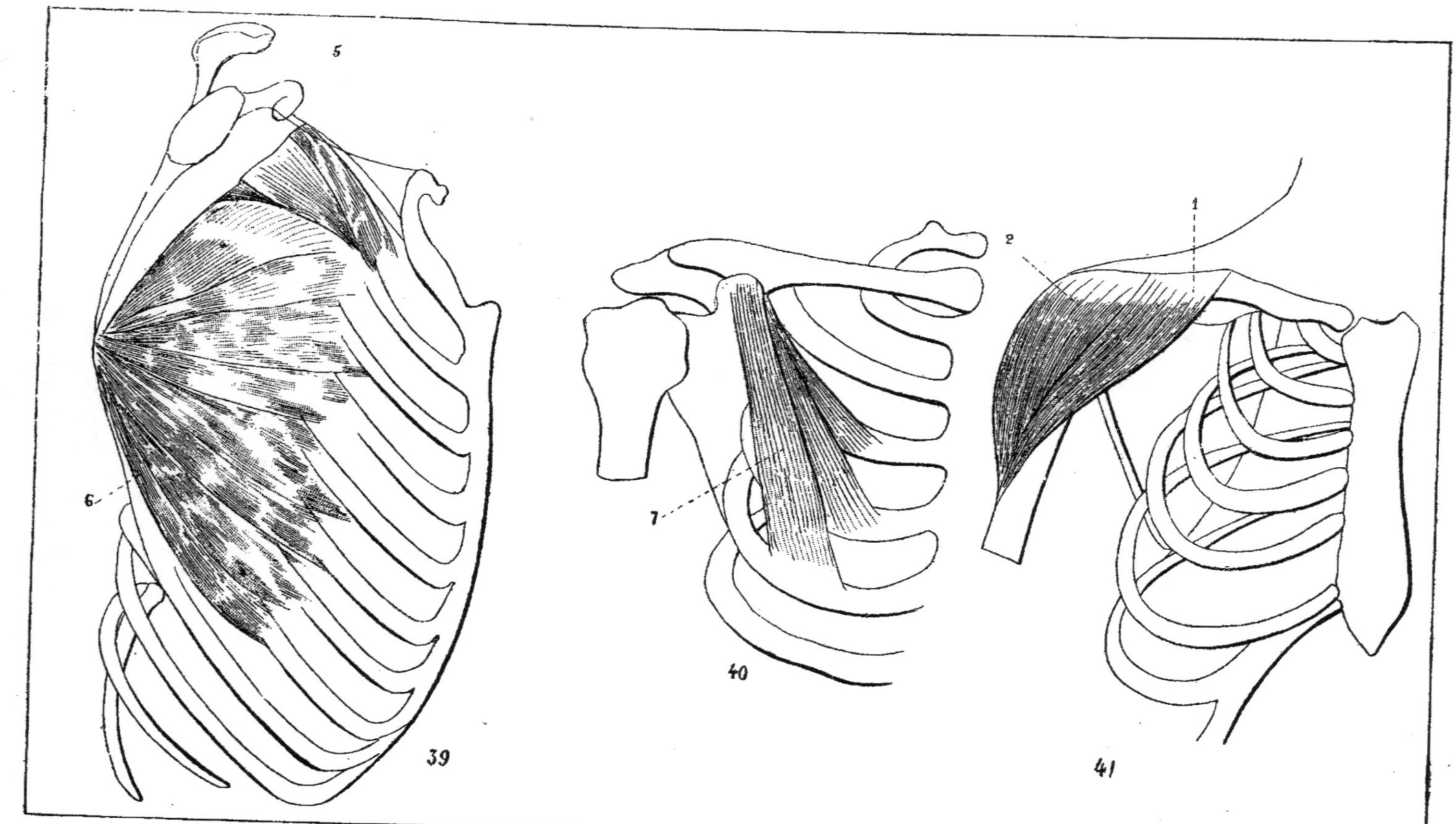

5
6
7
2
1
39
40
41

Fig. 39, 40. Muscles moteurs de l'omoplate.

5, 6, Grand dentelé. 7, Petit pectoral.

Fig. 41. Muscles moteurs du bras.

1. 2, Deltoïde.

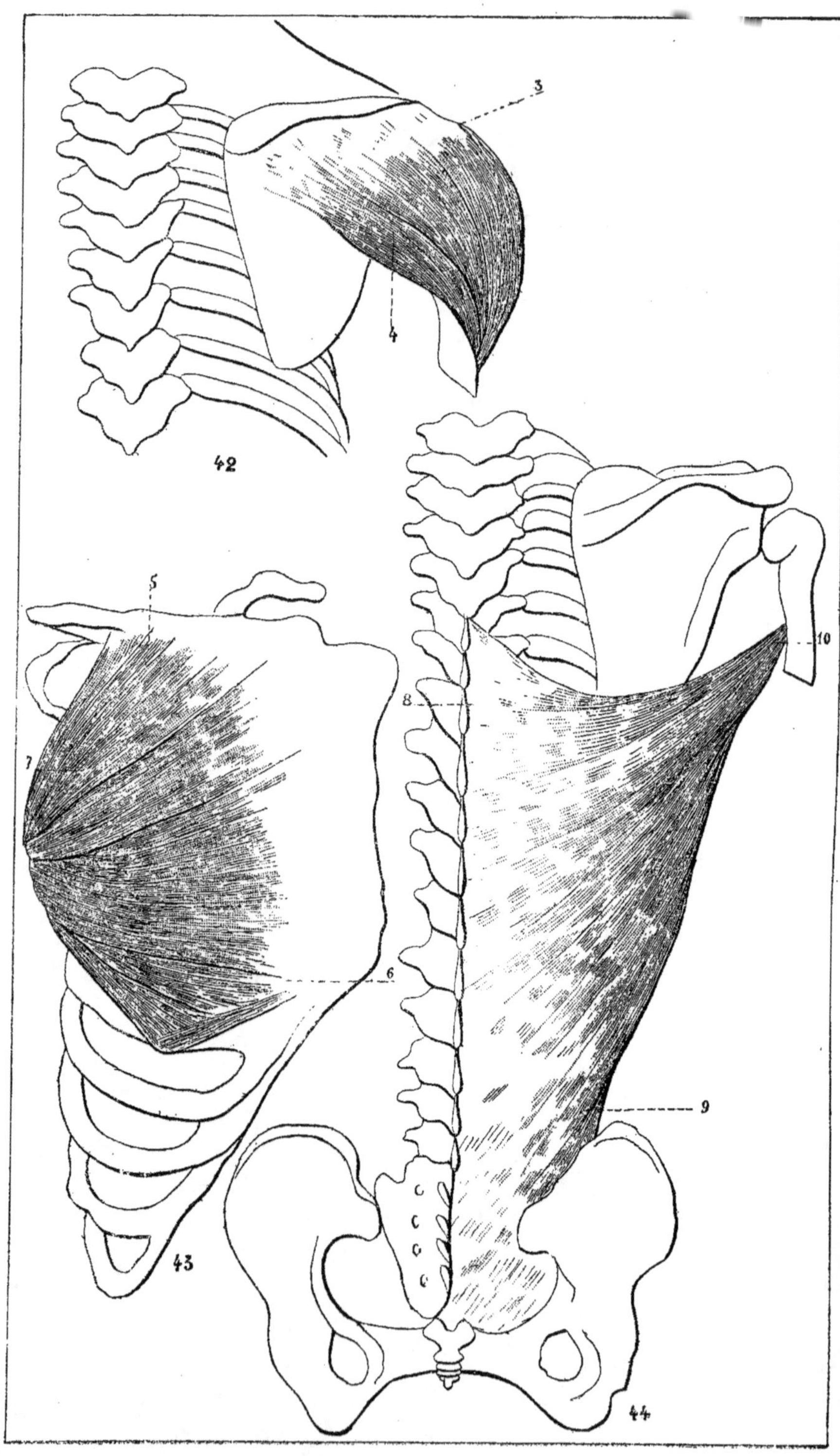
3
4
42
5
10
8
7
6
9
43
44

Fig. 42. 43, 44. Muscles moteurs du bras.

3, 4, Deltoïde. 5, 6, 7, Grand pectoral. 8, 9, 10, Grand dorsal.

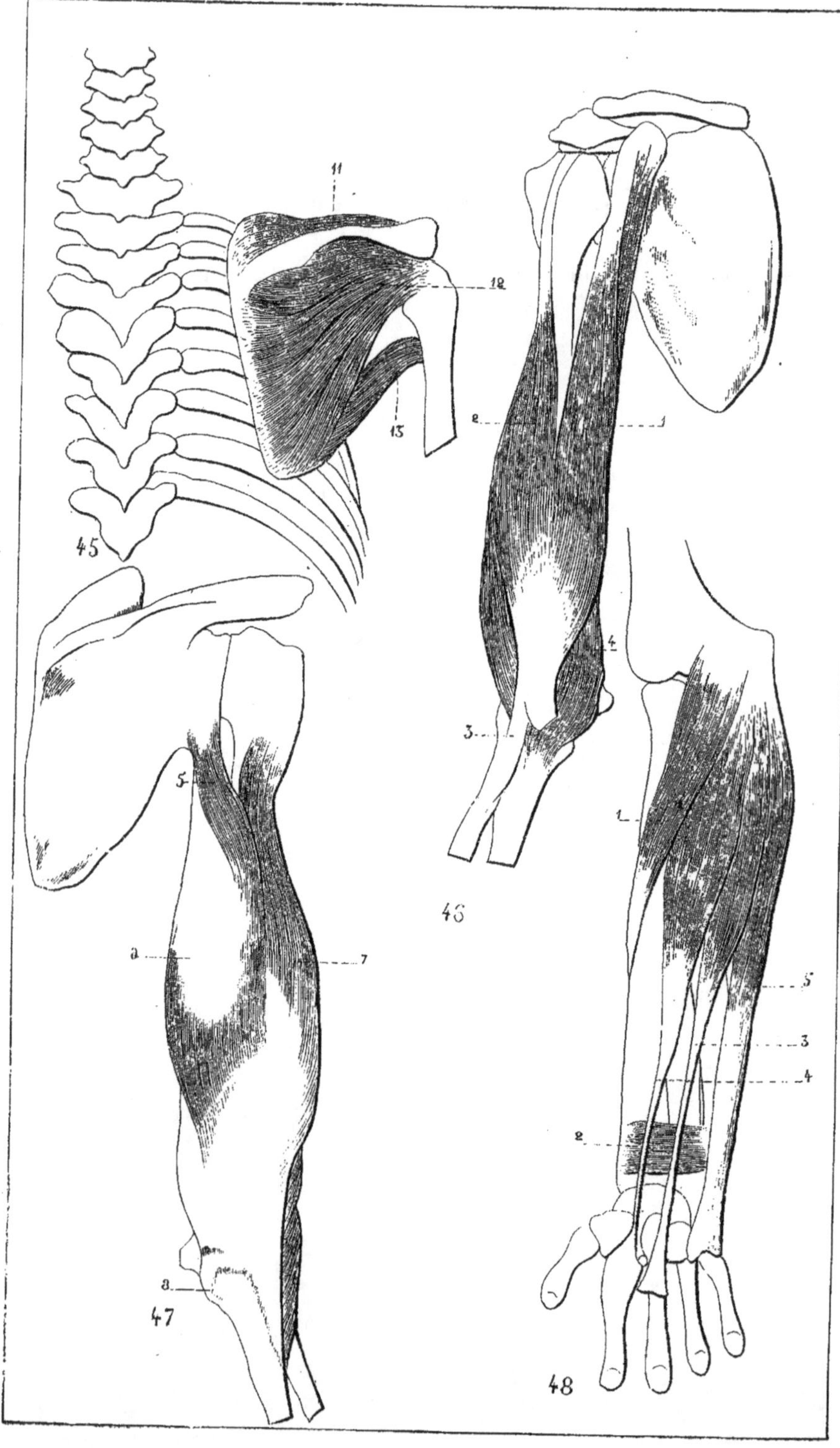
11
12
13
45
2
1
4
3
46
5
a
7
8
47
1
5
3
4
2
48

Fig. 45. Muscles moteurs du bras.

11, Sus-épineux. 12, Sous-épineux. 13, Grand rond. (On remarque le petit rond entre le sous-épineux et le grand rond.

Fig. 46. Muscles moteurs de l'avant-bras.

(Région antérieure du bras). 1, Courte portion du biceps. 2, Longue portion du biceps. 3, Insertion du biceps sur le radius. 4, Brachial antérieur (On remarque le coraco-brachial longeant la courte portion du biceps à sa partie interne.)

Fig. 47. Muscles moteurs de l'avant-bras.

5, Longue portion
6, Vaste interne
7, Vaste externe
8, Tendon inférieur commun
} du triceps.

Fig. 48. Muscles pronateurs et fléchisseurs de la main

(Région antérieure de l'avant-bras). 1, Rond pronateur. 2, Carré pronateur. 3, 4, 5, Muscles fléchisseurs de la main.

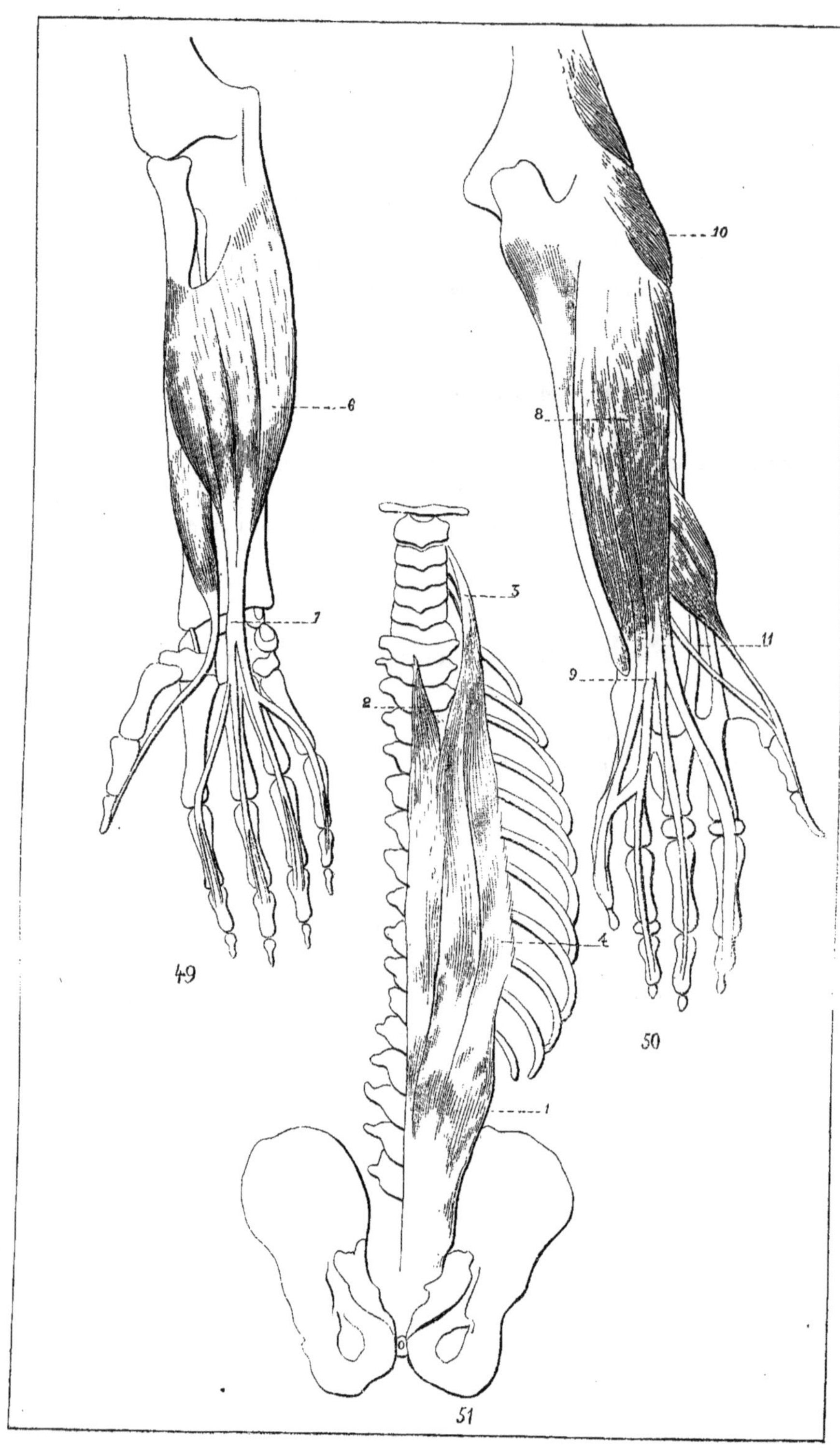
6
7
10
8
3
11
9
2
4
1
49
50
51

Fig. 49. Muscles moteurs de la main et des doigts.

(Région antérieure de l'avant-bras, plan moyen). 6, 7, Fléchisseur superficiel des doigts. (On voit, à sa gauche, le fléchisseur propre du pouce).

Fig. 50. Muscles moteurs de la main et des doigts.

(Région postérieure et externe de l'avant-bras). 8, 9, Extenseur commun des doigts. 10, 11, Long supinateur.

Fig. 51. Muscles moteurs de la colonne vertébrale.

1, 2, 3, 4, Muscles spinaux.

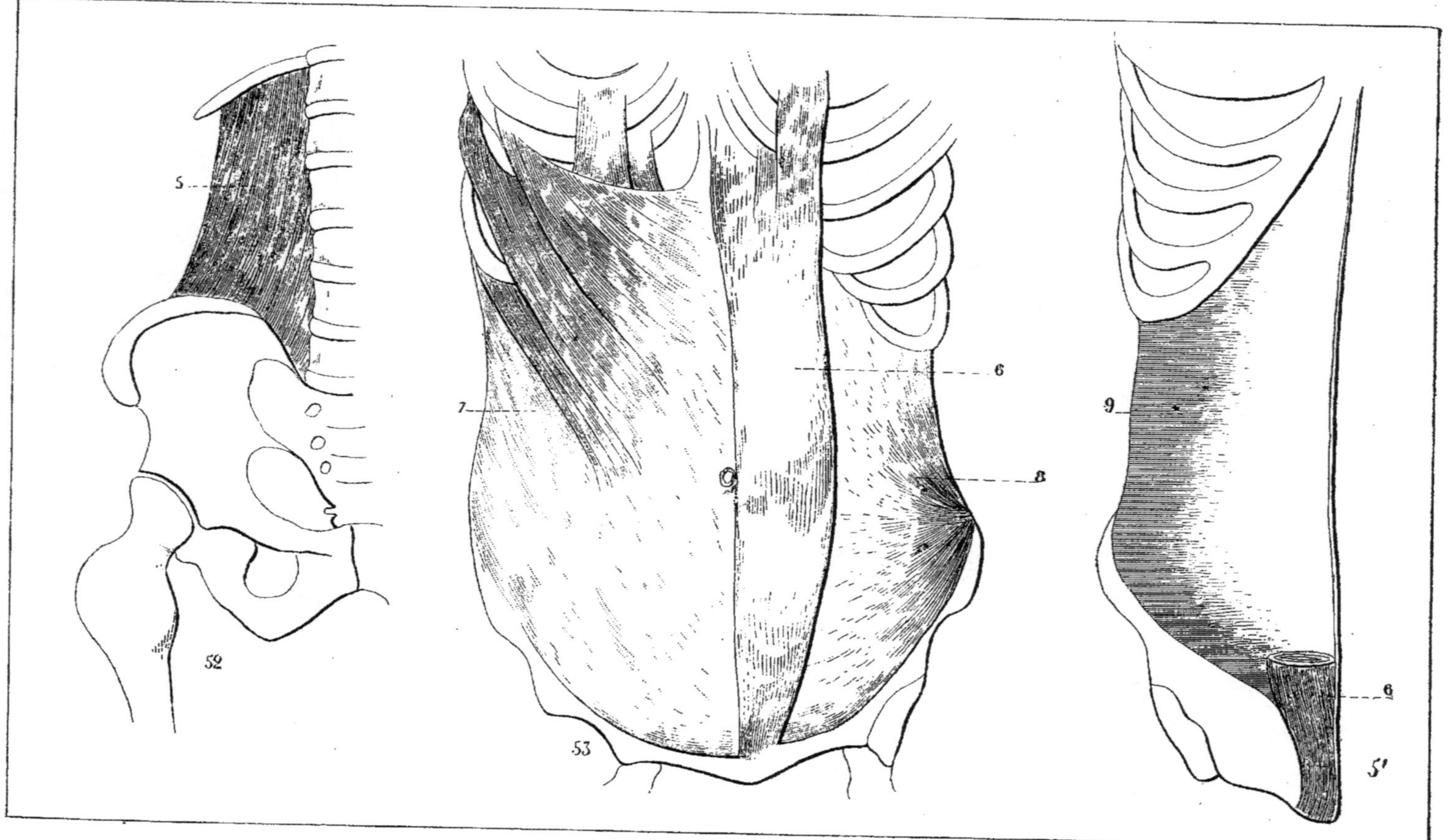
5
52
7
6
8
53
9
6
5'

Fig. 52, 53, 53 bis. Muscles moteurs de la colonne vertébrale.

5, Carré des lombes. 6, Grand droit. 7, Grand oblique. 8, Petit oblique. 9, Transverse, formant les muscles abdominaux.

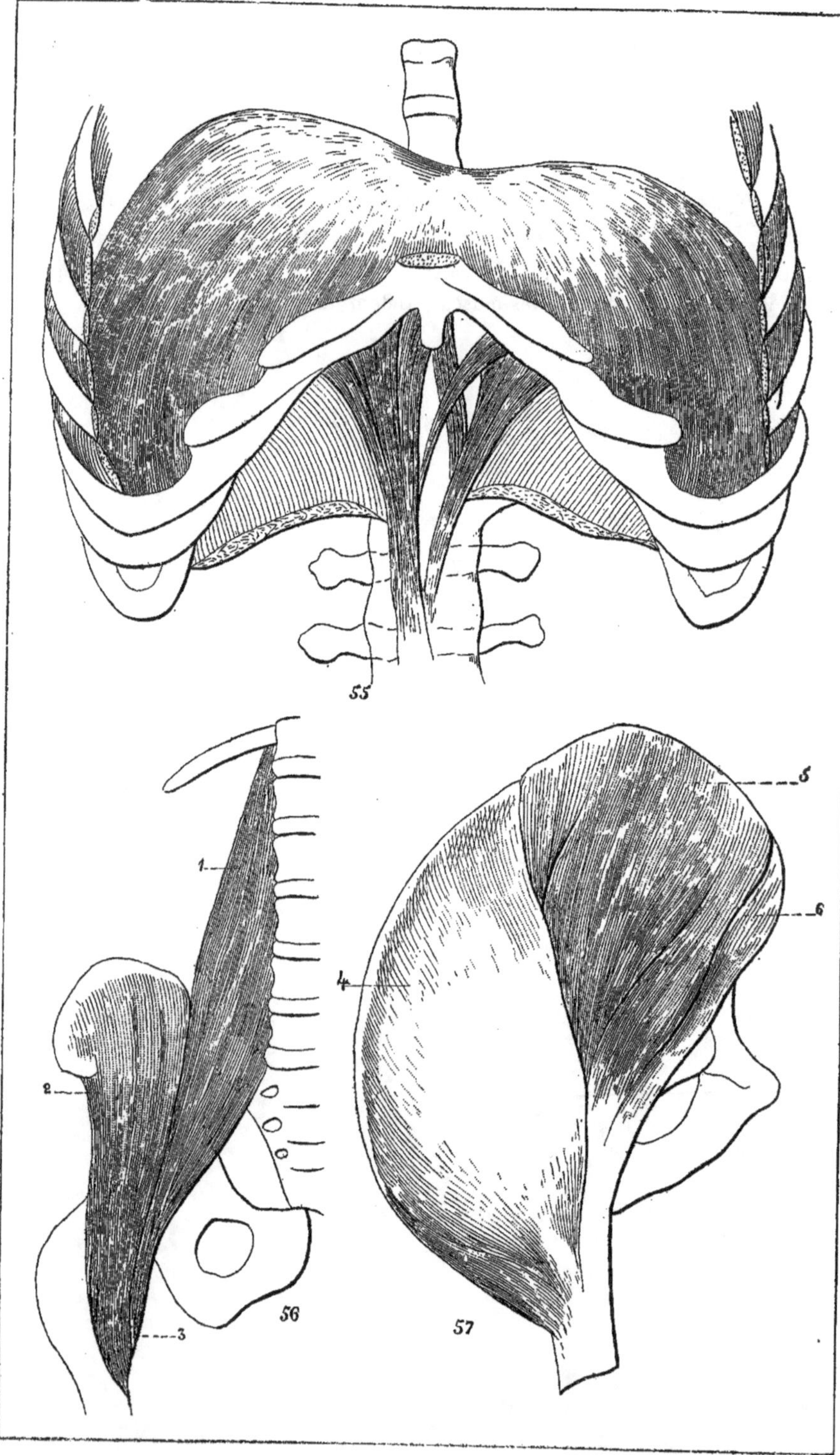
55
1
2
3
56
4
5
6
57

Fig. 55. Diaphragme.

Fig. 56, 57. Muscles moteurs de la cuisse.

Région du bassin : 1, 2, 3, Psoas-iliaque.
Région fessière : 4, Grand fessier. 5, Moyen fessier. 6, Petit fessier.

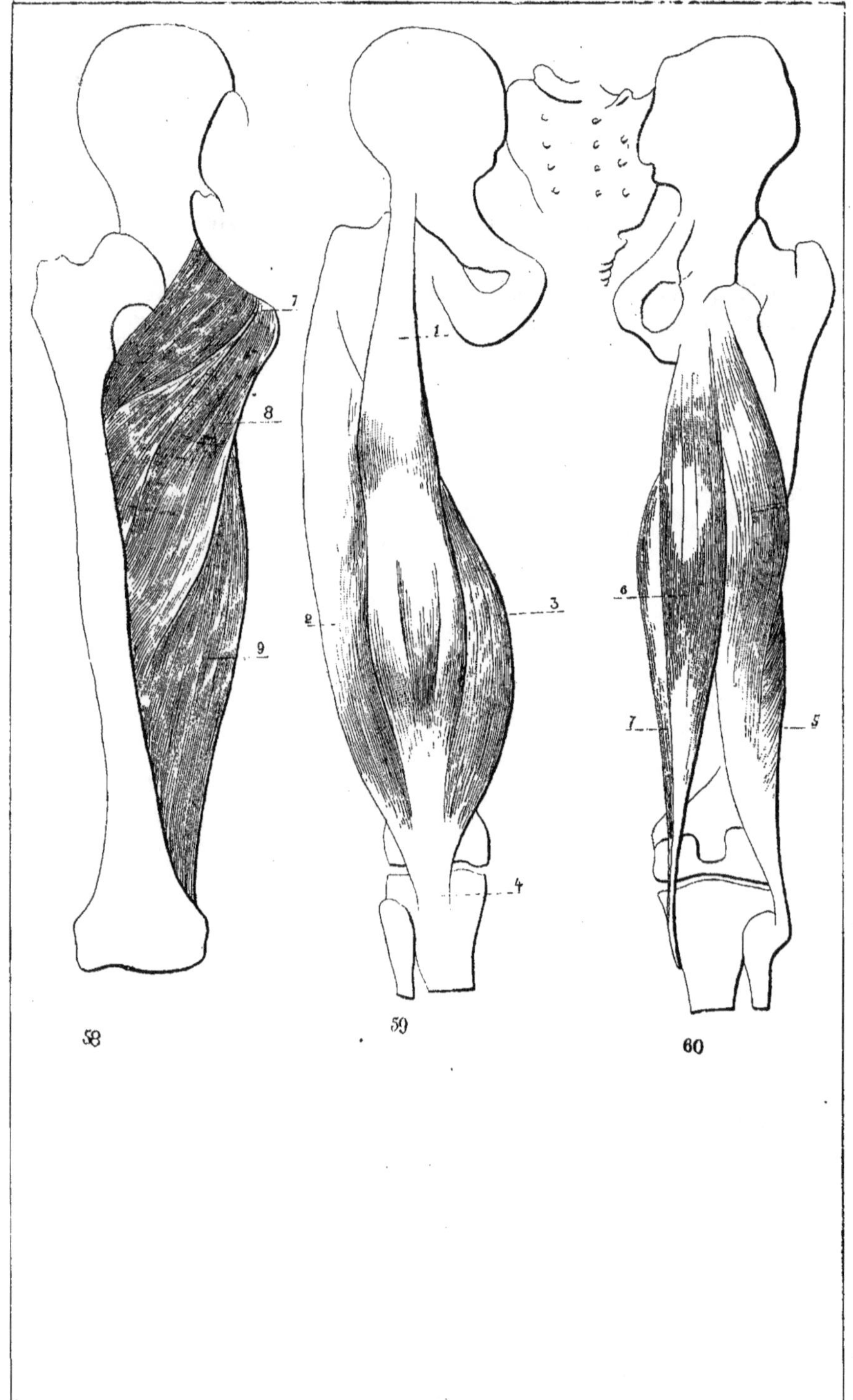

7
8
9
1
2
3
4
6
7
5
58
59
60

Fig. 58. Muscles moteurs de la cuisse.

Région interne de la cuisse : 7, 8, 9, les trois adducteurs.

Fig. 59, 60. Muscles moteurs de la jambe.

Région antérieure de la cuisse : 1, 2, 3, 4, quadriceps crural.
Région postérieure de la cuisse : 5, biceps. 6, Demi-membraneux. 7, Demi-tendineux.

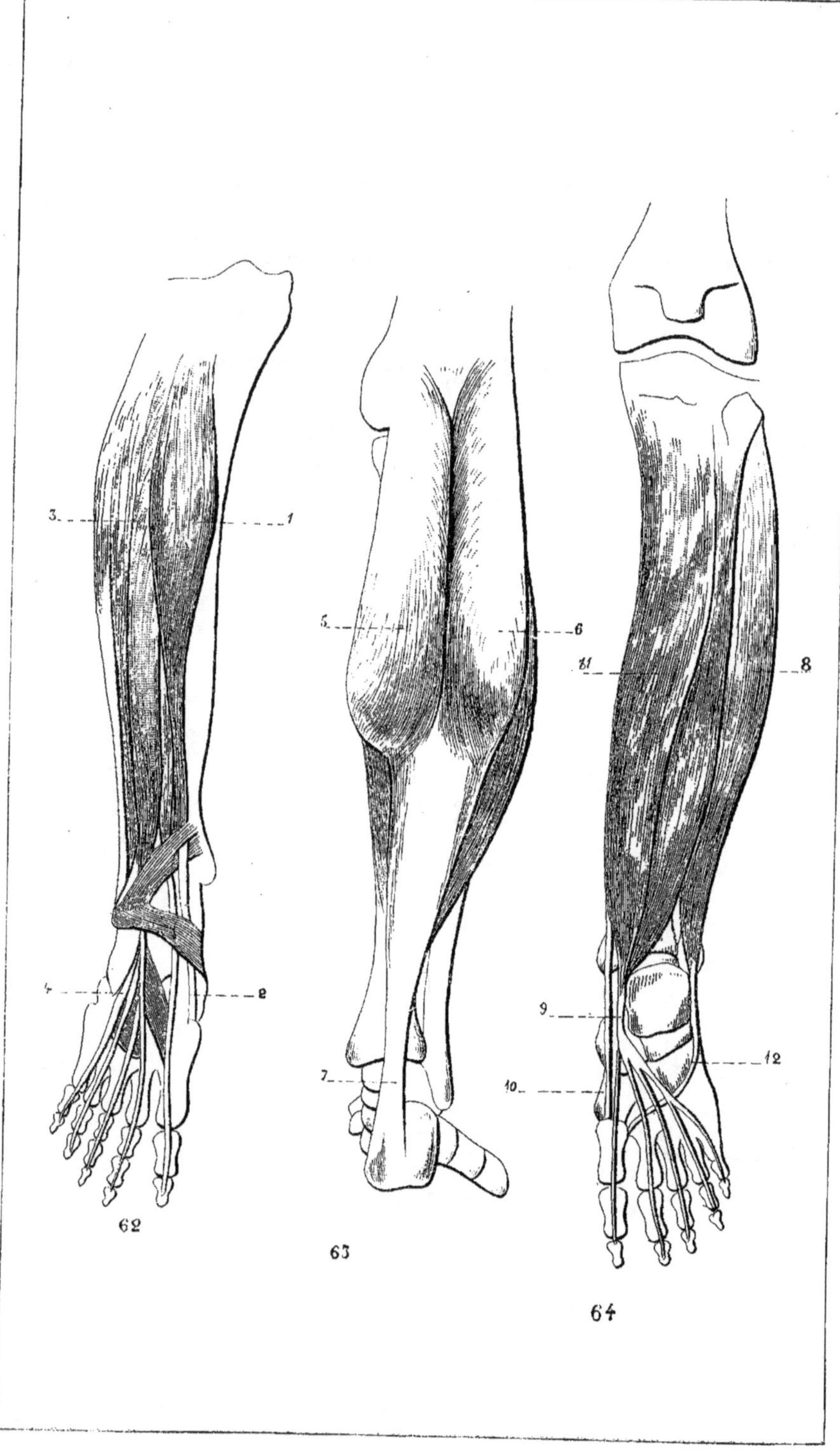
3
1
4
2
5
6
7
11
8
9
12
10
62
63
64

Muscles moteurs du pied.

Fig. 62. Muscles de la région antérieure de la jambe,

1, Jambier antérieur avec 2 son tendon à la région dorsale du pied. 3, Extenseur commun des orteils avec 4 son tendon à la région dorsale du pied.

Fig. 63. Muscles de la région postérieure de la jambe (couche superficielle).

5, Jumeau externe. 6, Jumeau interne. 7, Tendon d'Achille. (De chaque côté de ces muscles on aperçoit le soléaire qui déborde).

Fig. 64. Muscles de la région postérieure de la jambe (couche profonde).

8, Long péronier latéral avec 12 son tendon s'insérant au 1er métatarsien. 11, long fléchisseur commun des orteils avec 9 son tendon. 10, long fléchisseur propre du gros orteil.

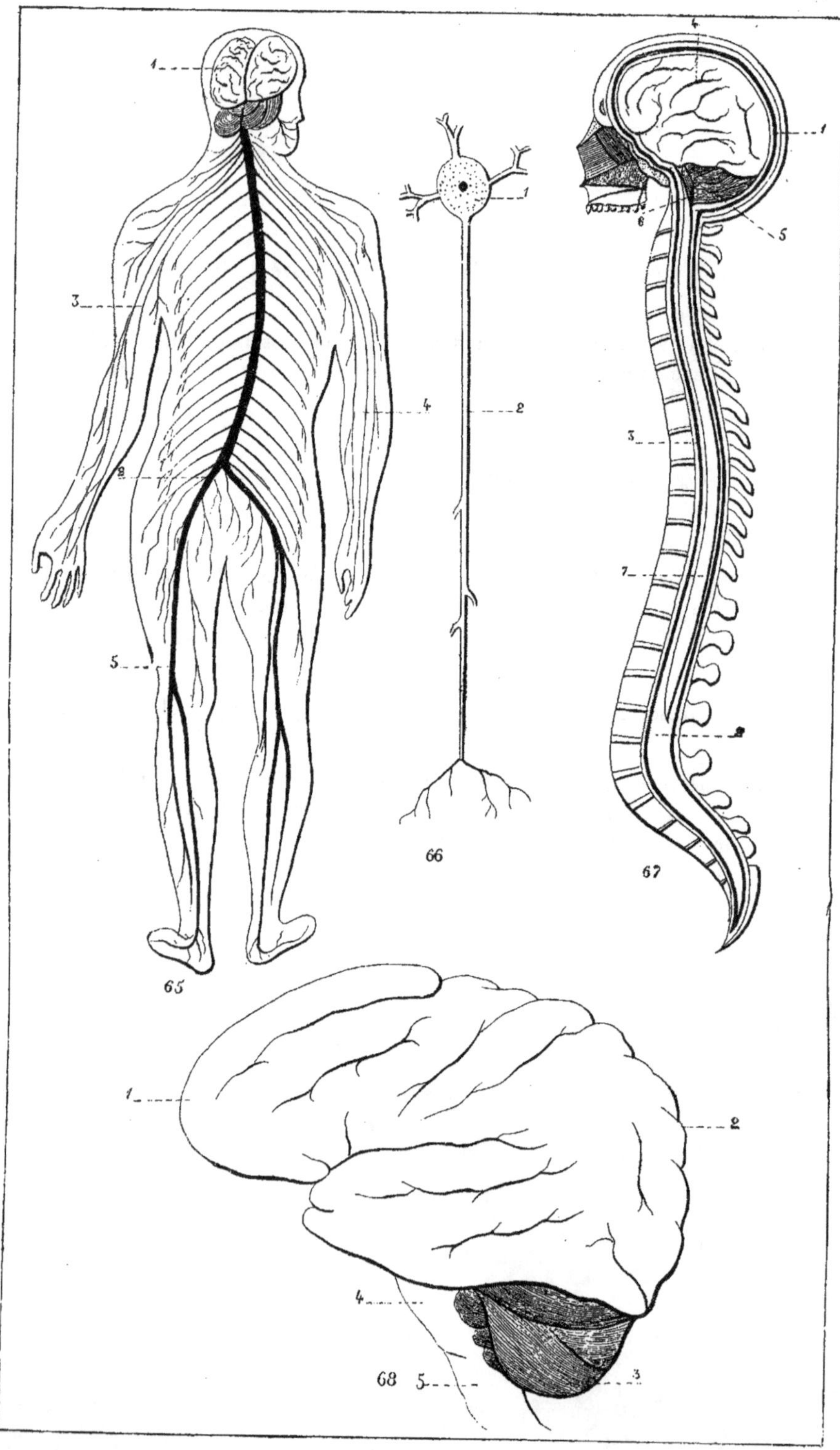
1
3
4
2
5
65
1
2
66
4
1
6
5
3
7
8
67
1
2
4
68 5
3

Système nerveux

Fig. 65. Aperçu général du système nerveux.

1, Cerveau. 2, Nerfs de la cuisse. 3, Nerfs du bras. 4, Nerfs de l'avant-bras. 5, Nerfs de la jambe.

Fig. 66. Le Neurone.

1, Cellule nerveuse avec 2 son prolongement : la fibre nerveuse.

Fig. 67. Le système nerveux central (aperçu général).

1, 2, 3, Méninges. 4, Cerveau. 5, Cervelet. 6, Bulbe. 7, Mœlle épinière

Fig. 68. L'encéphale.

1, 2, Cerveau. 3, Cervelet. 4, Isthme de l'encéphale. 5, Bulbe.

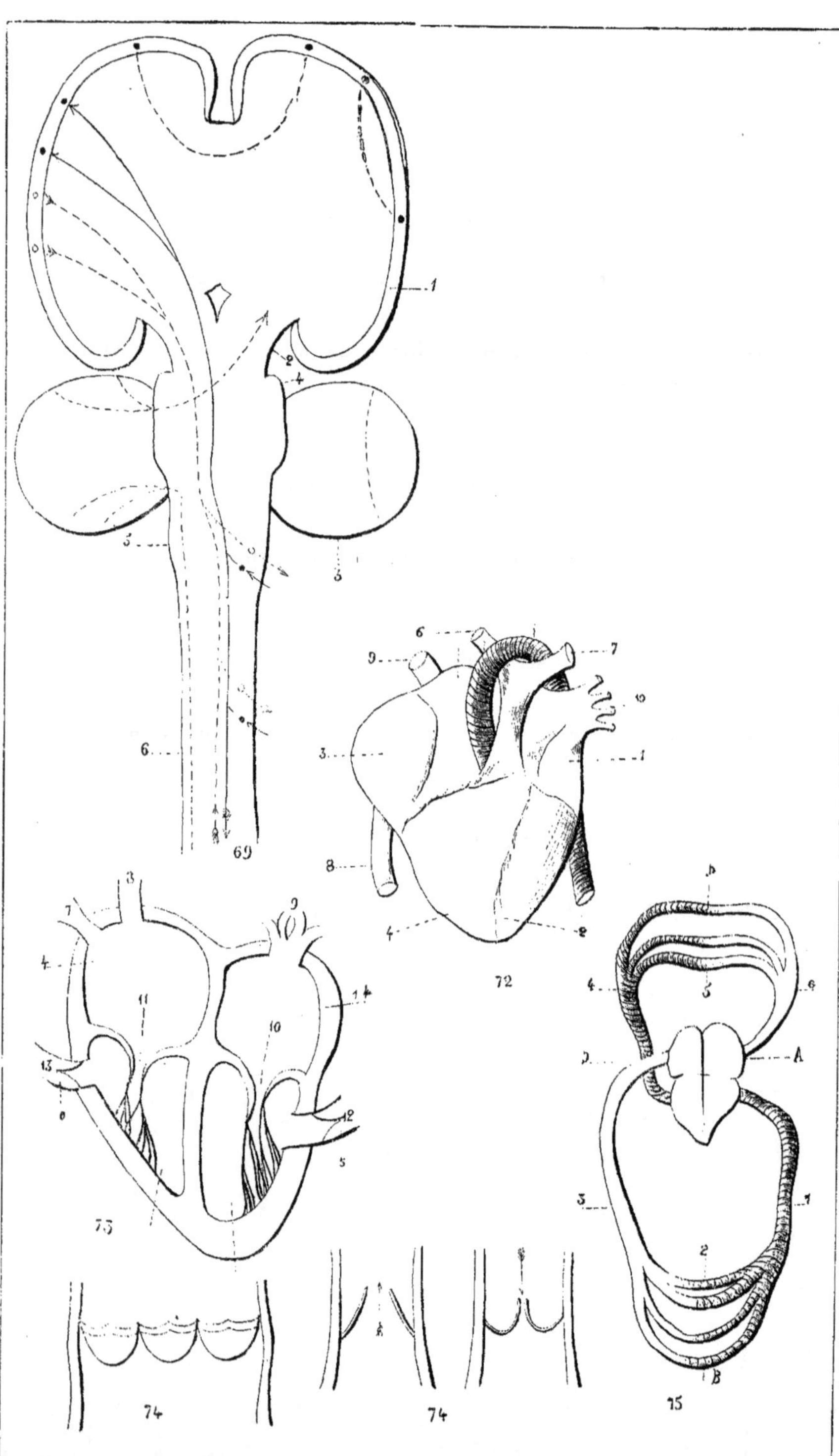
69
72
73
74
74
75

Fig. 69. Schéma destiné à montrer les différentes fibres sensitives et motrices reliant entre eux les étages de l'axe nerveux central.

1, Écorce cérébrale. 2 et 4, Isthme de l'encéphale. 3, Cervelet. 4, Protubérance annulaire, 5, Bulbe. 6, Mœlle épinière.

Fig. 70 et 71. Supprimées.

Fig. 72. Le cœur (configuration extérieure).

1, Oreillette gauche. 2, Ventricule gauche. 3, Oreillette droite. 4, Ventricule droit. 5, Aorte. 6 et 7, Artères pulmonaires. 8, Veine cave inférieure. 9, Veine cave supérieure. 10, Veines pulmonaires.

Fig. 73. Coupe schématique du cœur pour en montrer la conformation intérieure.

1, Oreillette gauche. 2, Ventricule gauche. 3, Ventricule droit. 4, Oreillette droite. 5, Aorte. 6, Artère pulmonaire. 7, Veine cave inférieure. 8, Veine cave supérieure. 9, Veines pulmonaires. 10, Orifice auriculo-ventriculaire gauche (mitral). 11, Orifice auriculo-ventriculaire droit (tricuspide). 12, Valvules en nid de pigeon de l'orifice aortique. 13, Valvules en nid de pigeon de l'orifice pulmonaire.

Fig. 74. Schéma destiné à montrer les valvules en nid de pigeon et leur disposition empêchant le reflux du sang vers le cœur

Fig. 75. Schéma de la circulation.

A, Cœur gauche, C, Cœur droit, B, Grande circulation : 1, Artères. 2, Réseau capillaire. 3, Veines ; b, Petite circulation : 4, Artère pulmonaire. 5, Réseau capillaire pulmonaire. 6, Veines pulmonaires.

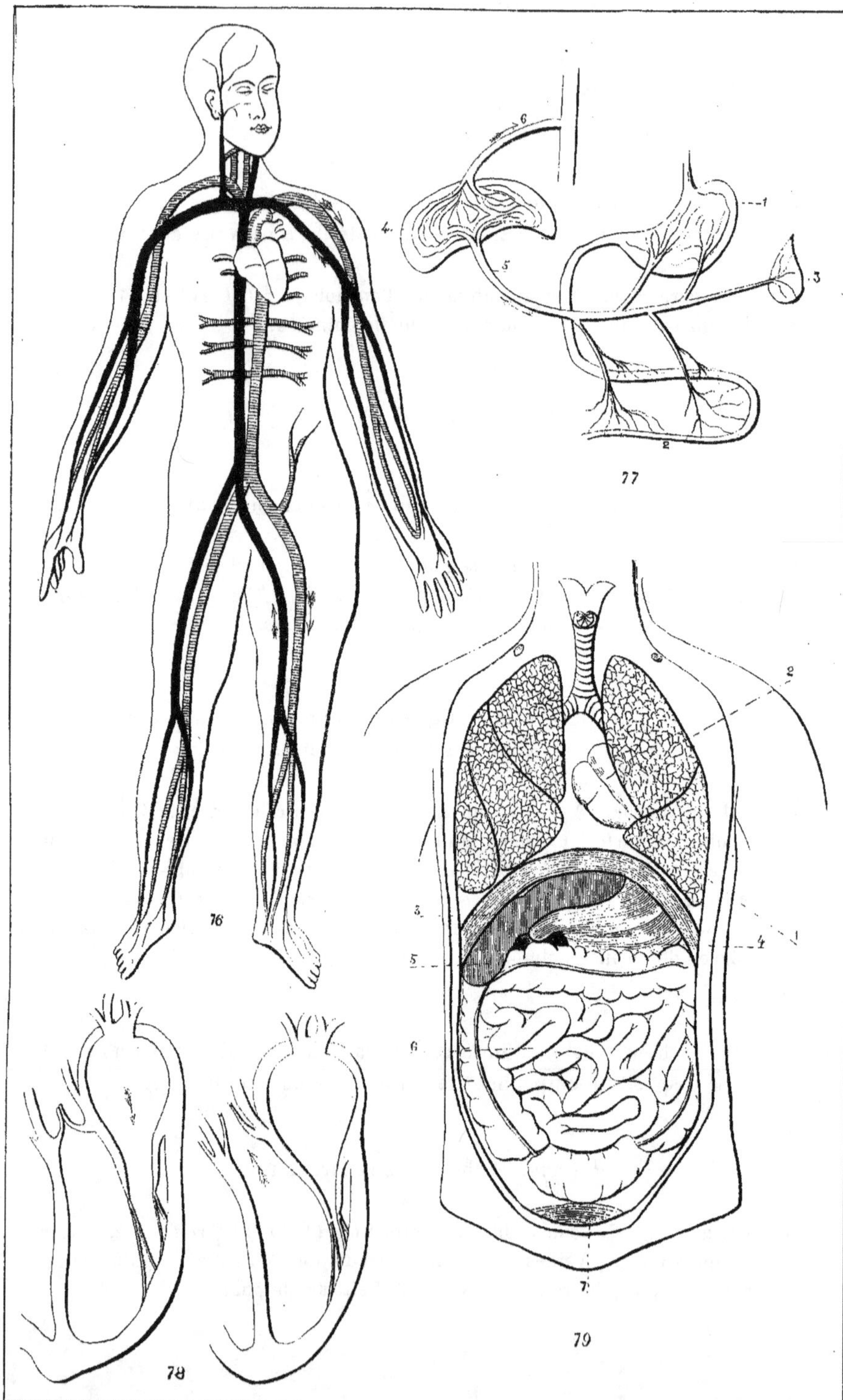
6
4
1
5
3
2
77
76
2
3
4
1
5
6
7
78
79

Fig. 76. Schéma destiné à montrer la répartition des principaux vaisseaux dans le corps.

(Les artères sont marquées avec des hachures, les veines sont marquées en traits pleins.)

Fig. 77. Schéma destiné à montrer que le sang provenant de l'estomac et de l'intestin, chargé de matériaux nutritifs, va d'abord au foie par le système de la veine-porte avant de se déverser dans le courant sanguin.

1, Estomac. 2, Intestins. 3, Rate. 4, Foie. 5, Veine porte. 6, Courant veineux.

Fig. 78. Schéma indiquant le jeu des valvules

Figure de gauche : pendant la contraction de l'oreillette. *Figure de droite* : pendant la contraction du ventricule.

Fig. 79. Organes contenus dans le tronc.

Le cœur (1) et les poumons (2) sont contenus dans la cage thoracique, qui est séparée de l'abdomen par le muscle diaphragme (3).
Abdomen : 4, Estomac. 5, Foie. 6, Intestins. 7, Vessie.

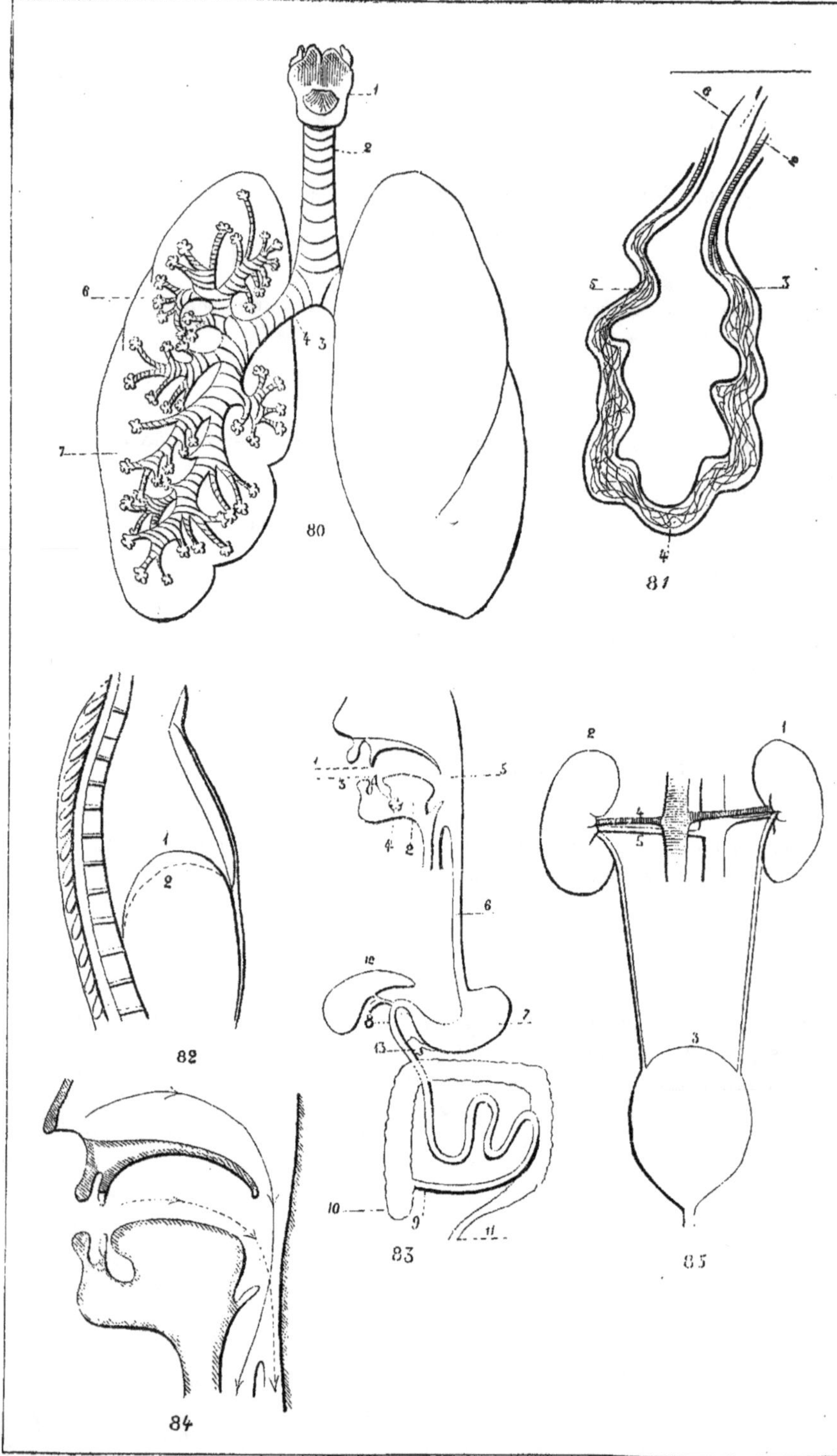
80
81
82
83
84
85

Fig. 80. Schéma de l'appareil respiratoire.

1, Larynx. 2, Trachée artère. 3 et 4, Bronches. 6 et 7, Poumon.

Fig. 81. Schéma d'une alvéole pulmonaire.

1, Bronche terminale. 2, Ramification terminale de l'artère pulmonaire. 3, 4 et 5, Réseau capillaire où le sang abandonne son acide carbonique pour se charger d'oxygène. 6, Ramification de la veine pulmonaire.

Fig. 82. Schéma destiné à montrer l'agrandissement du diamètre vertical de la poitrine par l'abaissement du diaphragme.

1, Diaphragme pendant l'expiration. 2, Diaphragme pendant l'inspiration.

Fig. 83. Schéma de l'appareil digestif.

1, Bouche. 2, Langue. 3, Dents. 4, Glande salivaire. 5, Pharynx ou arrière-gorge. 6, Œsophage. 7, Estomac. 8 et 9, Intestin grêle. 10, Gros intestin. 11, Anus. 12, Foie. 13, Pancréas.

Fig. 84. Coupe destinée à montrer l'entrecroisement de la voie respiratoire *(trait plein)* et de la voie digestive *(trait pointillé)*.

Fig. 85. Appareil urinaire.

1 et 2, Reins. 3, Vessie. 4, Artère se rendant aux reins. 5, Veine en sortant.

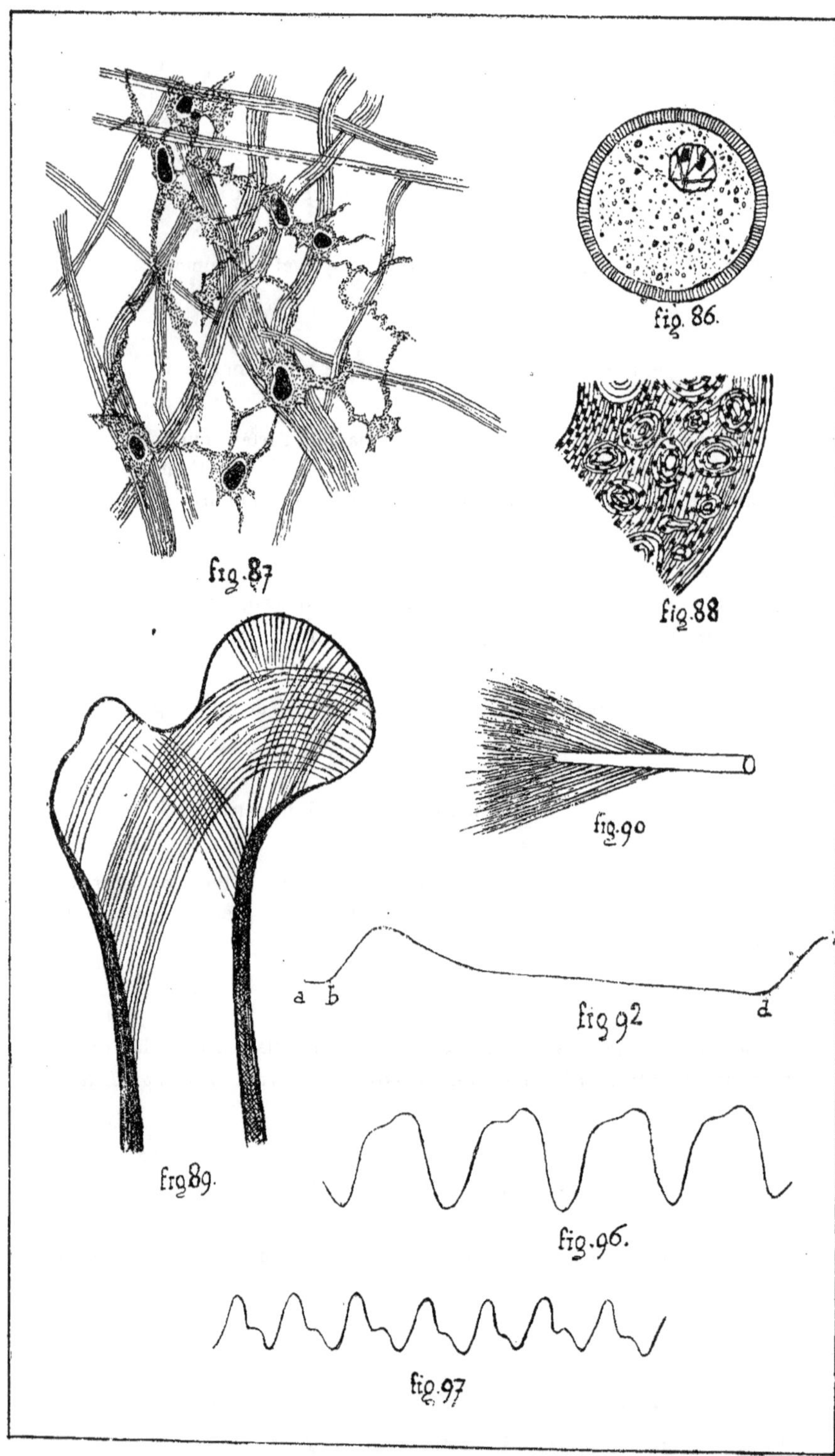
fig. 86.
fig. 87
fig. 88
fig. 89.
fig. 90
a b
fig 92
d
fig. 96.
fig. 97

Fig. 86. La *Cellule* avec son noyau, son protoplasma et sa membrane d'enveloppe.

Fig. 87. *Tissu conjonctif* composé de cellules et de fibres élastiques.

Fig. 88. *Tissu osseux* (Fragment d'une coupe de la diaphyse d'un os long vu au microscope.

On voit la disposition des lamelles osseuses formant des couches successives et les canalicules osseux. Les points noirs représentent les cellules.

Fig 89. Coupe schématique de la tète du fémur montrant la disposition des lamelles osseuses du tissu spongieux en forme de travées.

Fig 90. *Insertion penniforme* du muscle sur le tendon.

Fig. 92. *Tracé de la secousse musculaire* (méthode graphique de Marey).

ab, Période d'excitation latente ; bc, Période d'énergie croissante ; cd. Période d'énergie décroissante.

Fig. 96. *Tracé des mouvements respiratoires.*

La ligne d'inspiration est presque verticalement descendante. La ligne d'expiration, plus longue, est d'abord presque verticalement ascendante, puis monte très obliquement.

Fig. 97. Tracé du pouls.

La ligne d'ascension presque verticale correspond à la diastole artérielle. La ligne de descente correspond à la systole artérielle.

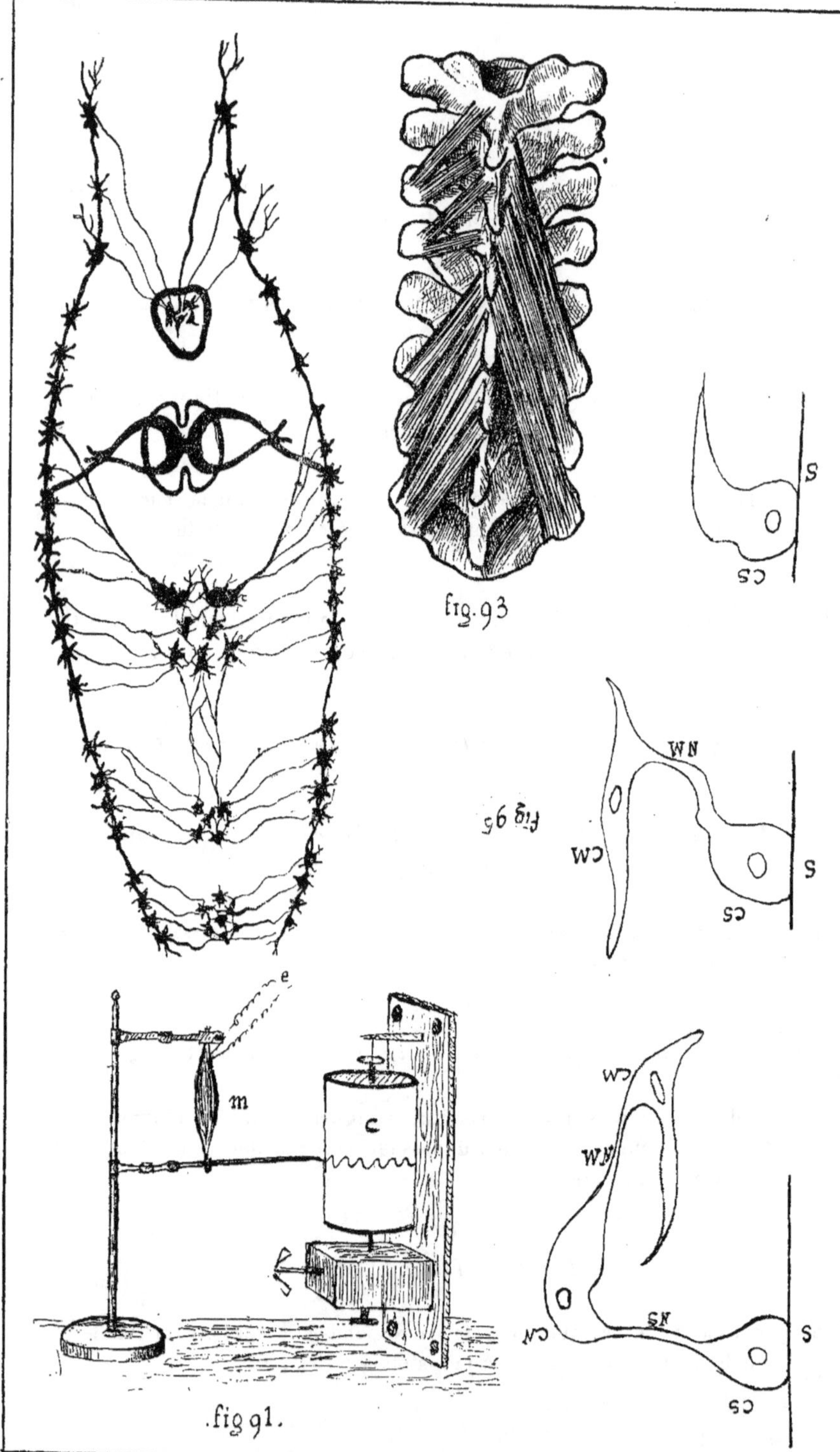

fig. 93

fig 95

.fig 91.

Fig. 91. Principe de la méthode graphique de Marey. Myographe.

Fig. 93. Figure schématique montrant la disposition des faisceaux du muscle transversaire épineux.

Ces faisceaux se rendent d'une apophyse épineuse à l'apophyse transverse de la vertèbre voisine ou franchissent une ou plusieurs vertèbres.

Fig. 94. Schéma du système nerveux du grand sympathique montrant le chapelet des ganglions nerveux et les filets nerveux se rendant au cœur, aux viscères abdominaux ou faisant communiquer ce système avec la moelle épinière.

Fig. 95. Schéma de la différenciation du système nerveux dans la série animale.

S, surface du corps. — La cellule unique CS est à la fois sensible et musculaire (êtres inférieurs). — La double cellule est la cellule *neuro-musculaire* des méduses : CS, cellule sensible séparée de CM, cellule musculaire, par NM, nerf moteur. — Sur la troisième figure, un élément mitoyen CN, cellule nerveuse, s'est formé, qui réfléchit l'excitation venant de CS, cellule sensible, par NS, nerf sensitif à CM, cellule musculaire, par NM, nerf moteur (êtres supérieurs).

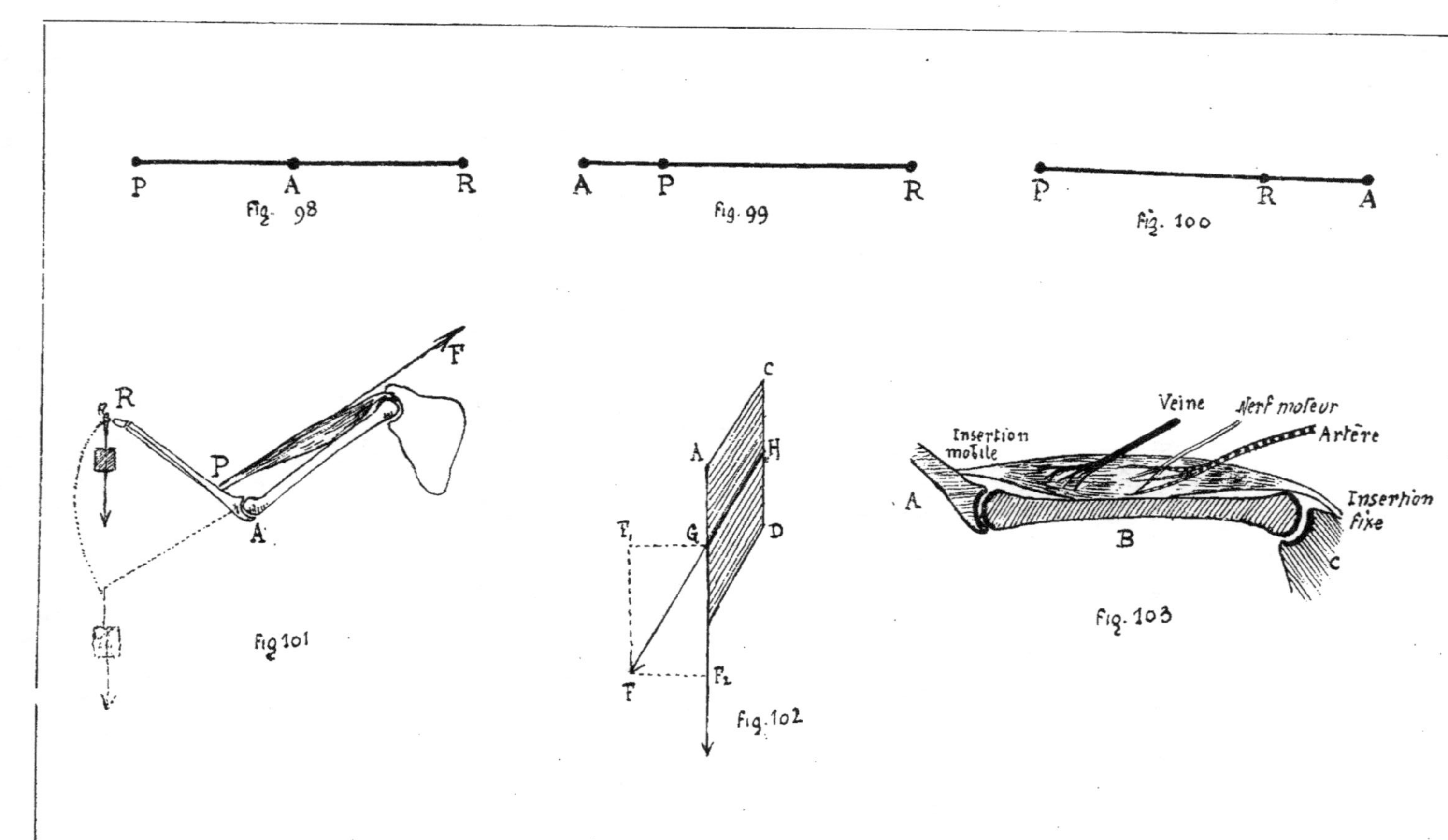

Fig. 98

Fig. 99

Fig. 100

Fig 101

Fig. 102

Fig. 103

Fig. 98. Levier du 1er genre.

Fig. 99. Levier du 3e genre

Fig. 100. Levier du 2e genre.

Fig. 101. Exemple de levier du 3e genre : *Flexion de l'avant-bras sur le bras.*

Fig. 102. Schéma destiné à montrer l'utilité de l'insertion *penniforme* des fibres musculaires sur le tendon.

Fig. 103. Schéma du moteur musculaire.

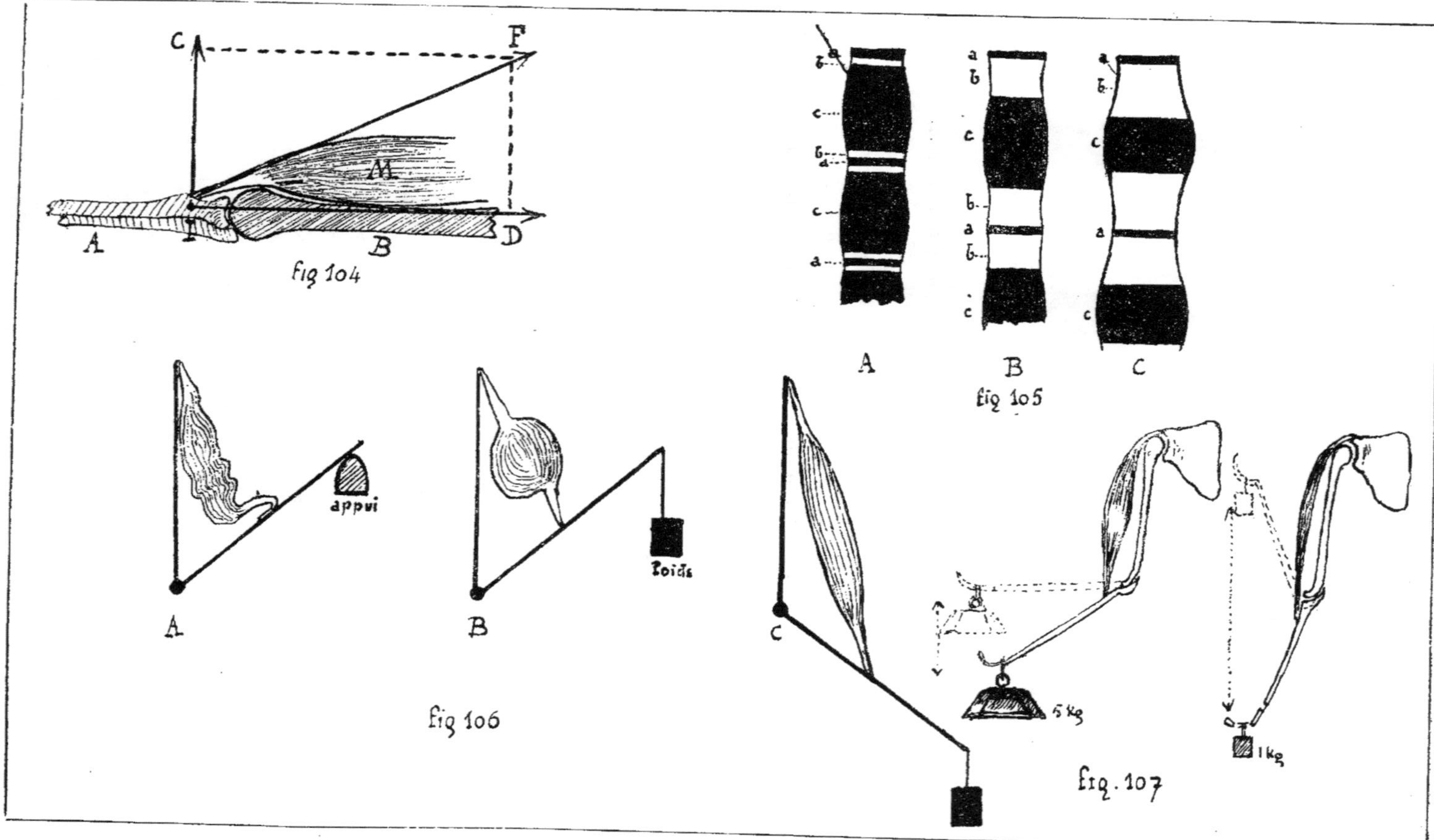
C
F
M
A
B
D
fig 104
a
b
c
A
B
C
fig 105
appui
Poids
A
B
C
fig 106
5 kg
1 kg
fig. 107

Fig. 104. Action du muscle biceps dans la flexion de l'avant-bras.

Fig. 105. Schémas de la contraction musculaire (théorie de Ranvier).

b, disques clairs représentant la partie élastique } de la fibre musculaire striée.
c, disques opaques représentant la partie contractile } de la fibre musculaire striée.
A, fibrille musculaire au repos.
B, fibrille musculaire au repos mais distendue.
C, fibrille musculaire en contraction avec élongation.

Fig. 106.

A, Schéma du muscle en état de relâchement.
B, Muscle en contraction *concentrique* (avec raccourcissement).
C, Muscle en contraction *excentrique* (avec élongation).

Fig. 107. Schéma du muscle épais et court capable d'un grand effort avec un mouvement de faible étendue, et du muscle long et fusiforme capable d'une grande amplitude de mouvement avec un petit effort.

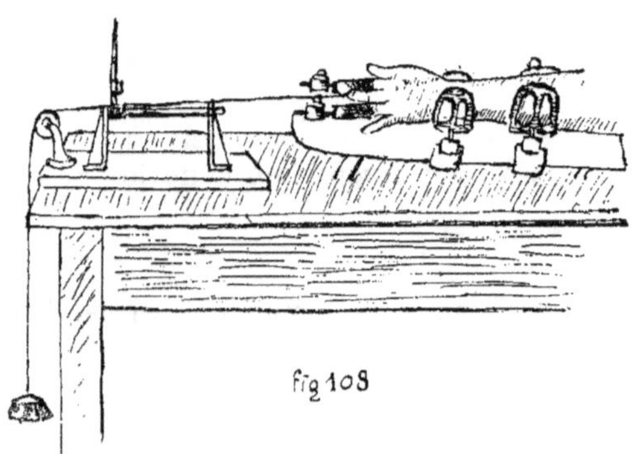

fig 108

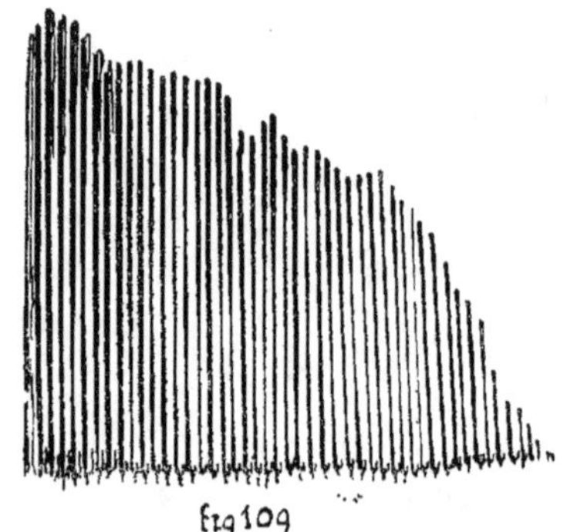

fig 109

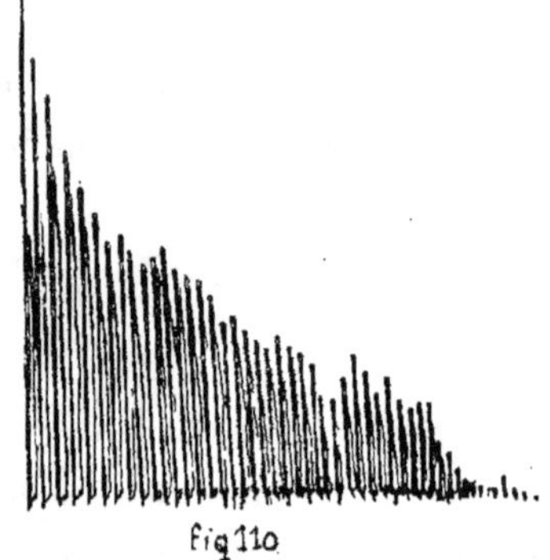

fig 110

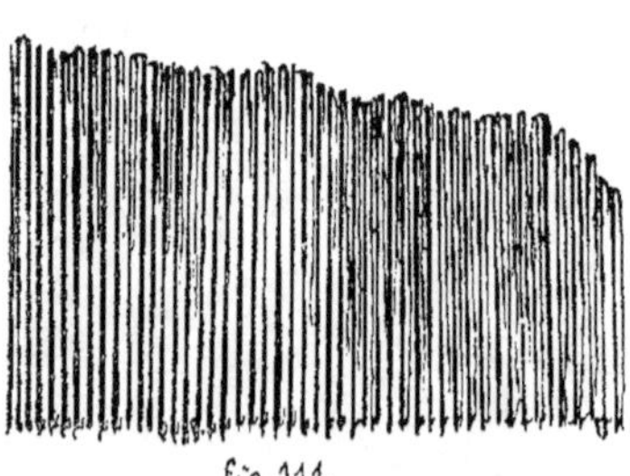

fig. 111

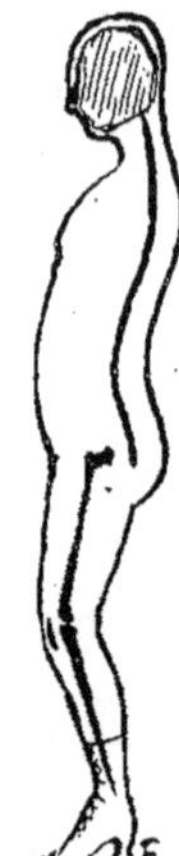

fig 112

Fig. 108. *Ergographe* de Mosso.

Fig. 109, 110 et 111. Exemples de tracés de la fatigue (variations individuelles).

Fig. 112. Schéma destiné à montrer l'influence des talons hauts sur la flexion des membres inférieurs et l'exagération des courbures vertébrales.

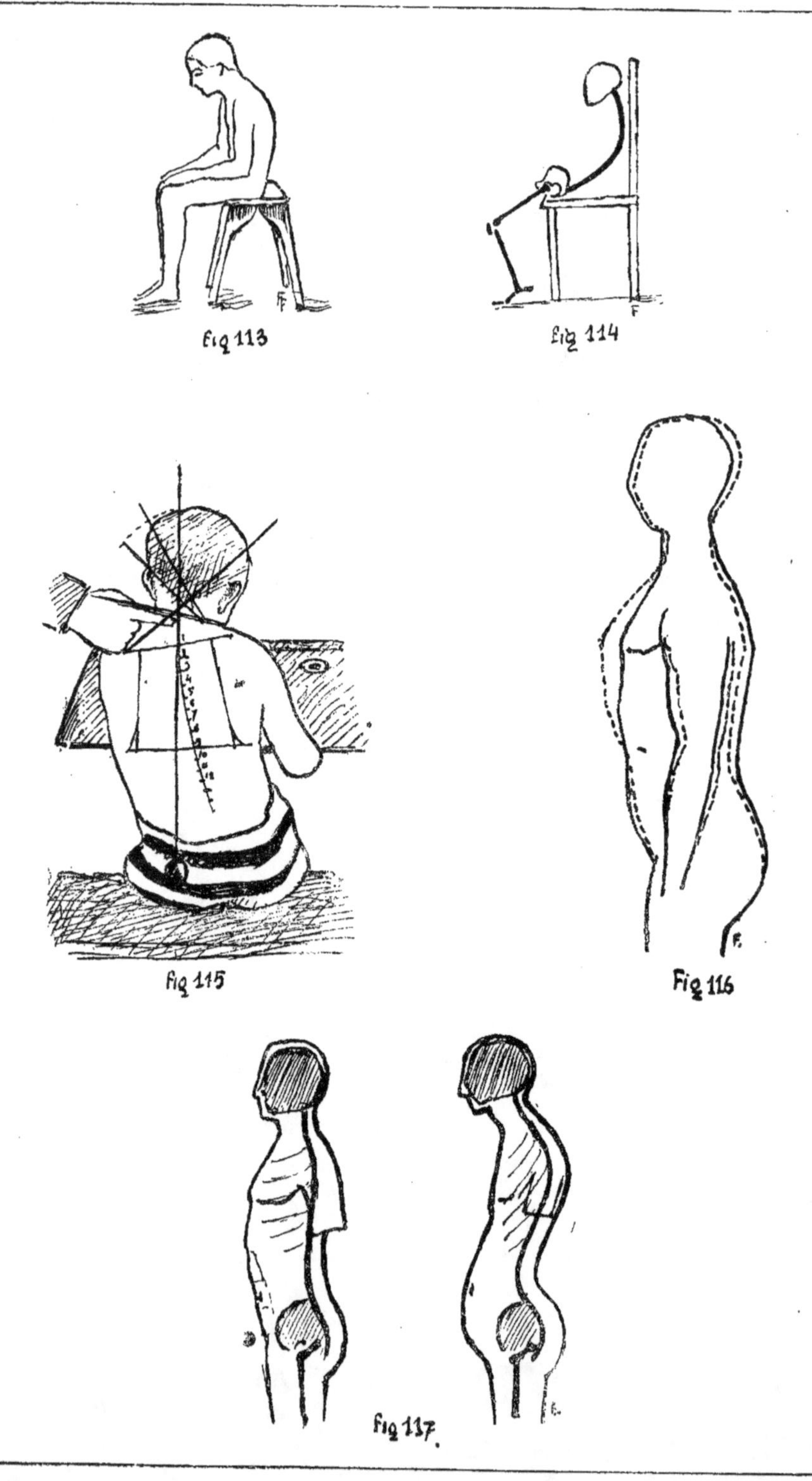

Fig 113

Fig 114

Fig 115

Fig 116

Fig 117.

Fig. 113 Attitude courbée de l'écolier dont le siège est éloigné de la table.

Fig. 114. Attitude courbée de l'écolier assis sur le bord de sa chaise

Fig. 115. Inflexion de la colonne vertébrale provenant de la station unifessière.

Fig. 116. Schéma d'une photographie composite montrant l'avancement de la poitrine dans la prise de la position fondamentale (ligne pointillée).

Fig. 117. *a*, Type *thoracique* avec poitrine saillante, colonne vertébrale normale et épaules fixées en arrière.

b, Type *abdominal* avec poitrine rentrée, dos vouté et épaules portées en avant.

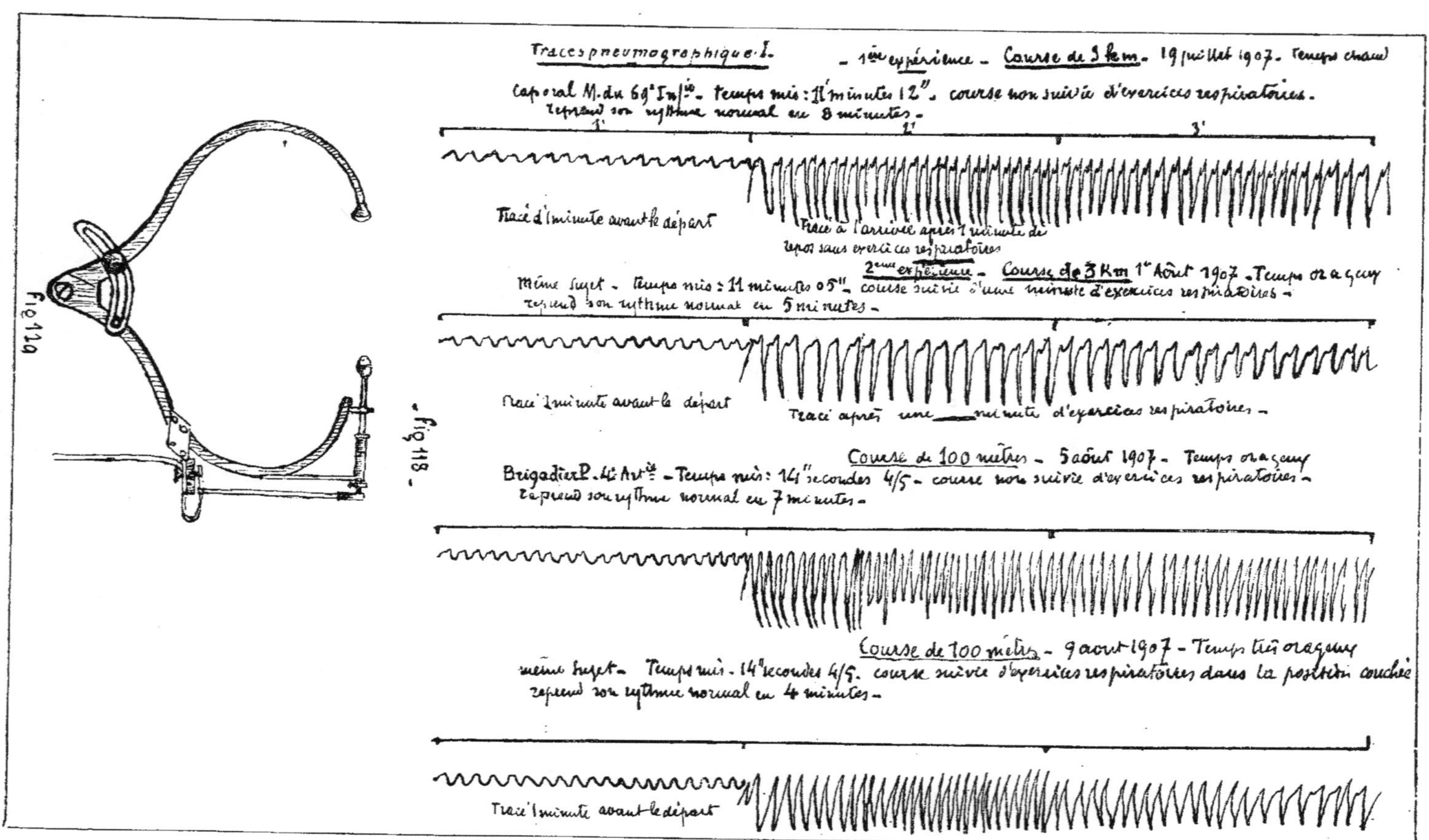

- Fig 118 -

Fig 119

Fig. 118. Exemples de tracés pneumographiques (Expériences destinées à prouver l'influence des exercices respiratoires sur le rythme de la respiration après une course).

Fig. 119. Compas thoracique d'épaisseur

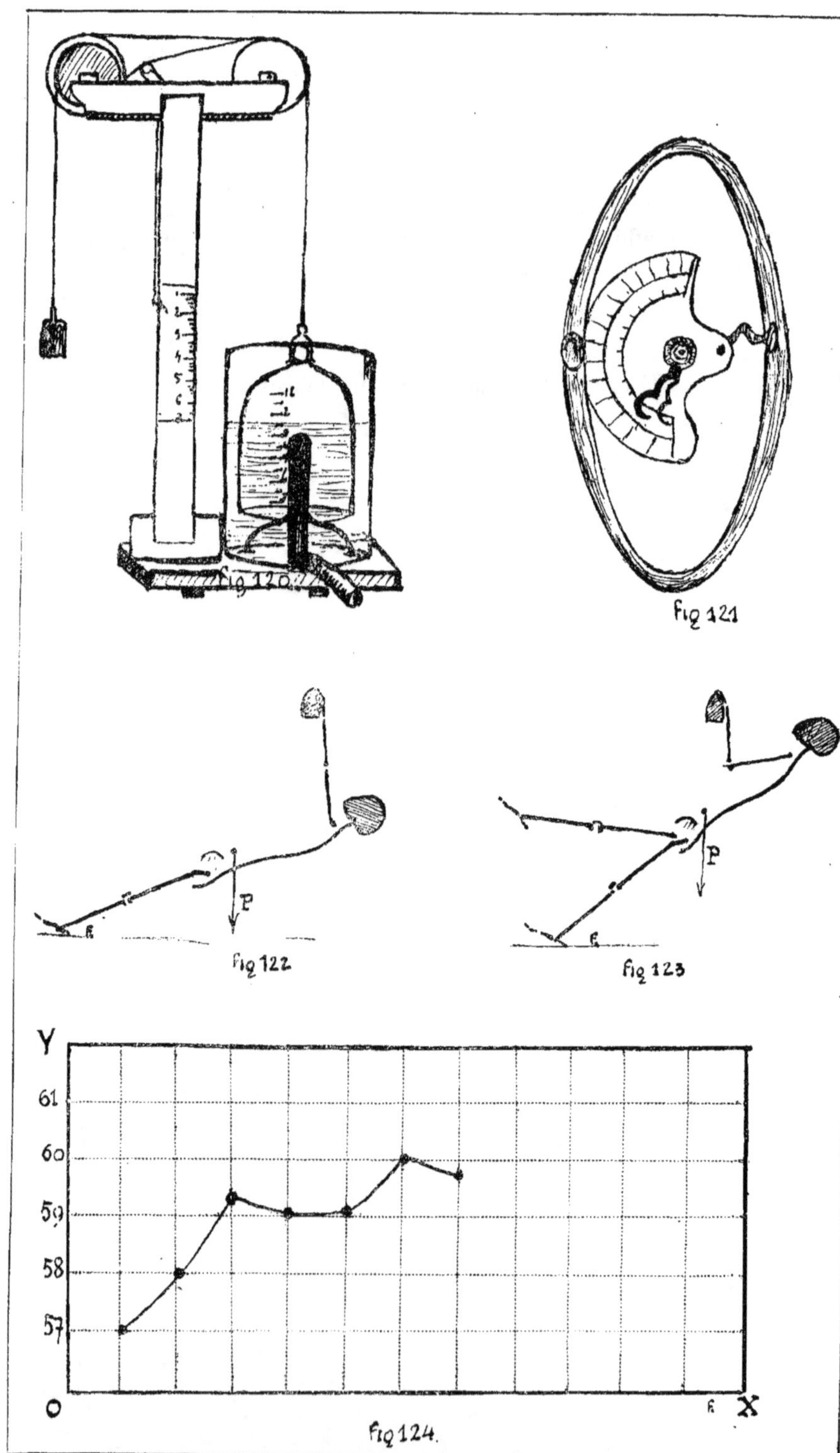

Fig 120
Fig 121
Fig 122
Fig 123
Fig 124.

Fig. 120. Spiromètre.

Fig. 121. Dynamomètre.

Fig. 122. Schéma pour l'analyse de la suspension inclinée.

Fig. 123. Schéma pour l'analyse de la suspension inclinée avec élévation de la jambe tendue et flexion des bras.

Fig. 124. *Méthode graphique :* Courbe des variations de poids suivant l'âge.

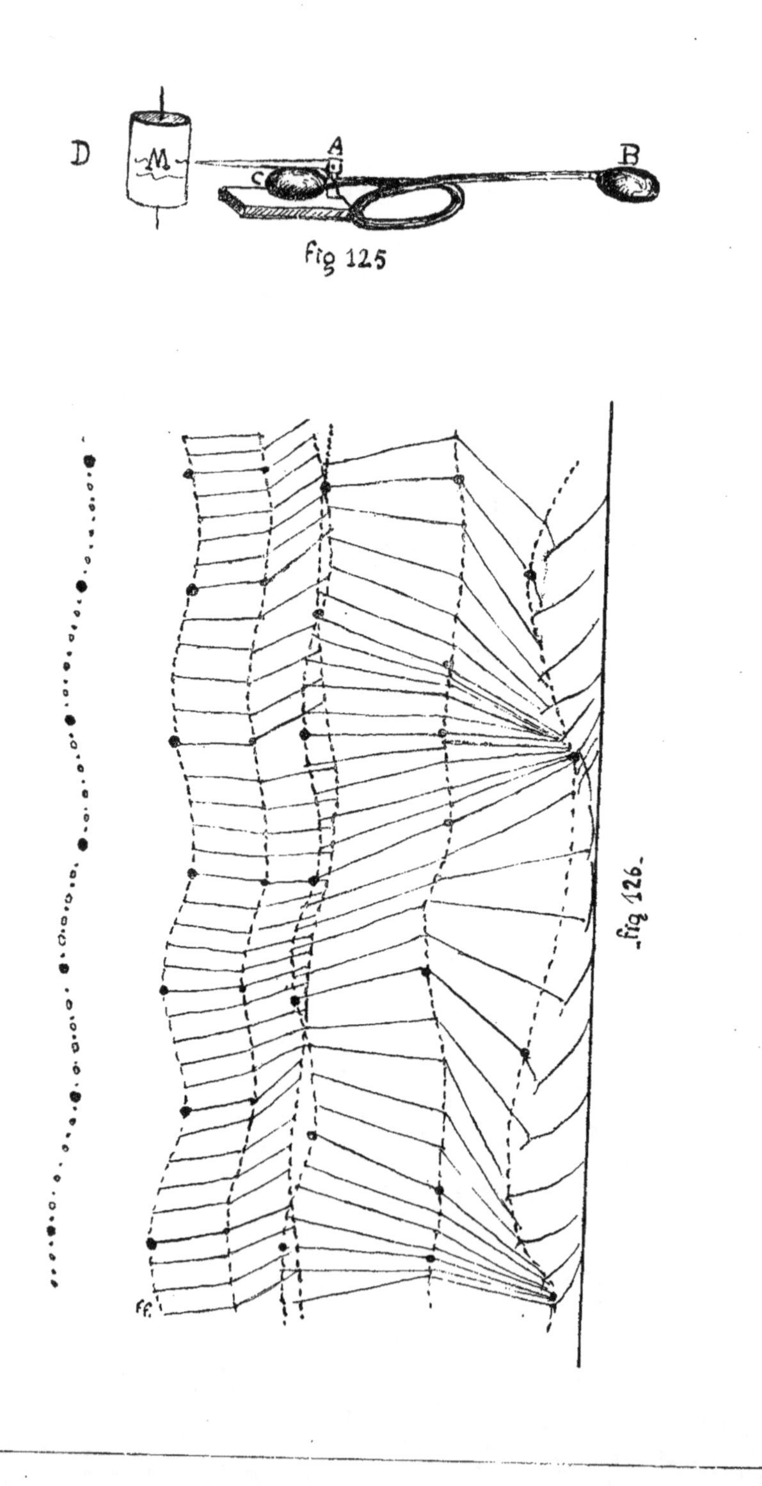

fig 125

fig 126.

Fig. 125. Principe de la méthode graphique (*Marey*)

Fig. 126. Exemple d'une chronophotographie géométrique de la marche

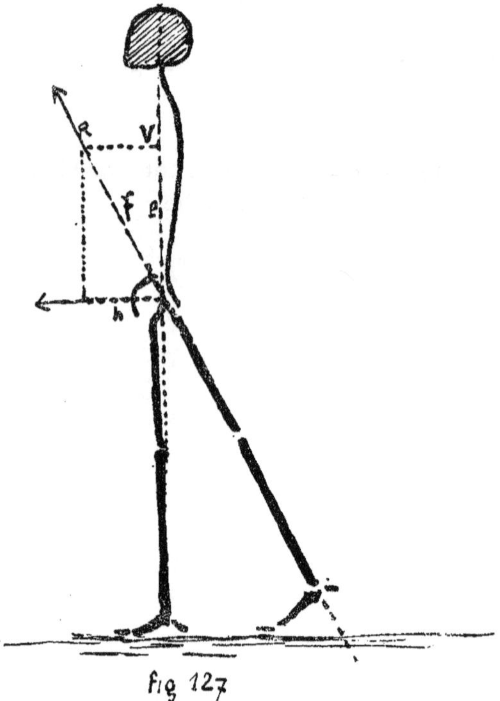

fig 127

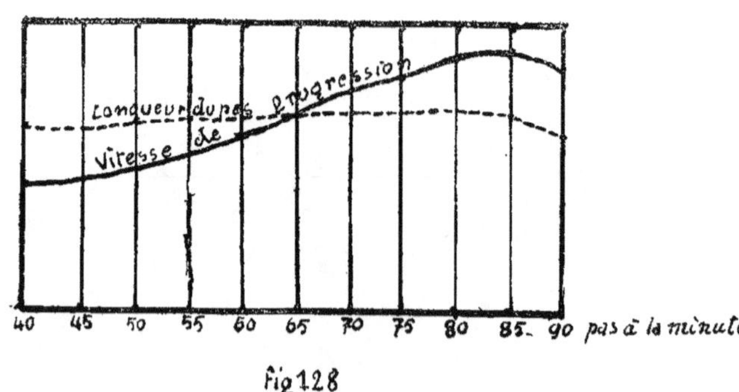

fig 128

Fig. 127. Schéma destiné à montrer que dans la marche une partie de la force d'impulsion fait osciller verticalement le corps.

Fig. 128. Courbes de la longueur du pas et de la vitesse de progression à différentes cadences.

ERRATUM de la figure 102

Dans la figure 102, la force F déployée en ligne droite par la fibre G H doit être normalement dirigée de G vers H.

Pour éviter une superposition de traits dans le dessin, elle a été dirigée en sens contraire.

www.ingramcontent.com/pod-product-compliance
Lightning Source LLC
LaVergne TN
LVHW011953160826
845678LV00002B/513

* 9 7 8 2 3 2 9 6 8 5 1 8 2 *